Kurt Mosetter

Mitarbeit von
Caterina Mosetter, Reiner Mosetter

Kinder – für eine erweiterte Heilkunde

Band I

Entwicklungsaktivierung bei Traumatisierungen,
Schreien und Essstörungen

Gemeinsame Wurzeln in Umwelt, Körper und Gehirn

ISBN 978-3-934952-17-1
Druck: DATADRUCK (Nersingen bei Ulm)

Myoreflextherapie ist ein eingetragenes Warenzeichen.

Alleinige Berechtigung zur Myoreflextherapie-Autorisation obliegt Dr. med. Kurt Mosetter. Die persönliche, praktische und erfolgreiche Teilnahme an einer Myoreflextherapie-Ausbildung ist die Grundbedingung, um diese Autorisation / Qualifikation zu erlangen. Dies dient dem unbedingten Schutz der Patienten.

Dieses Buch soll nur als Informationsquelle dienen. Die praktische Anwendung und Umsetzung der beschriebenen Methode ist Angehörigen der professionellen und zugelassenen Heilberufe, wie Ärzten, Heilpraktikern und Physiotherapeuten vorbehalten - und dieses nur in dem Umfang, als sie nach entsprechender Ausbildung von Herrn Dr. med. Kurt Mosetter hierzu ausdrücklich schriftlich ermächtigt wurden.

Die Anwendung der Myoreflextherapie / Neuromyologie ohne die vorstehend genannte Ausbildung / Autorisation durch nicht geschulte und damit nicht berechtigte Personen kann zu Schäden bei den behandelten Personen führen. Hierfür ist ausschließlich der Anwendende verantwortlich; in keinem Fall können der Verlag oder die Autoren hierfür eine Haftung übernehmen.

Eine Haftung des Verlags, des Vertriebs und der Autoren für Personen-, Sach- und Vermögensschäden ist ausgeschlossen.

Soweit Angaben über Dosierungsanleitungen oder Applikationsformen enthalten sind, sind diese unter allen Umständen vom jeweiligen Anwender im Einzelfall und in eigener Verantwortung zu überprüfen.

Inhaltsverzeichnis

Danksagung

„Eine Wissenschaft, die den Geist nicht in ihr Denken mit einbezieht, kann nicht zur Wahrheit vordringen. Die Existenz einer Schöpferkraft muss in den Wissenschaften als eine unanzweifelbare Tatsache akzeptiert werden.“ (Max Planck)

Mein herzlichster Dank für Inspiration, Unterstützung, schöpferische Blicke, Geduld, Beharrlichkeit, viel Arbeit, Korrekturen und Freude an diesem Buchprojekt gelten meinem Bruder Reiner Mosetter, meiner Mutter Maria Mosetter und meiner Frau Caterina Mosetter. Für das schöne Titelbild danke ich meiner Nichte Roberta Mosetter.

Großer Dank gilt dem Vertrauen aller Eltern und den Hauptdarstellern unseres Buches: den Kindern!

Allen, die Kinder-Geschichten für dieses Buch geschrieben haben und allen Kollegen und Ko-Therapeuten, Kinderärzten und Einrichtungen sei ebenfalls Dank ausgesprochen für das kreative Miteinander.

Nicht zuletzt bedanke ich mich für die vielen Mühen bei den Text-, Schreib- und Lektoratsarbeiten; insbesondere bei Roland Eitel, Ulrike Feige, Carina Hildbrand, Jan Saathoff, Thea Tanneberger und Karin Zahn.

Vorwort

„Wer Du spricht, hat kein Etwas zum Gegenstand. Wer Du spricht, hat kein Etwas, hat nichts. Aber er steht in der Beziehung." (Martin Buber)[1]

Zur Entstehung dieses Buches

Die Entstehung der vier Bände dieses Buches über erweiterte Behandlungskonzeptionen bei Kindern gründet in der Begegnung mit meinem Lehrer, ärztlichem Vorbild und Mentor Dr. med. Tilman Goerttler, 1988 in Badenweiler. Als Facharzt für Orthopädie, Chirotherapie und manuelle Therapieverfahren war er gemeinsam mit Dr. Arlen und Dr. Coenen der Pionier der Atlastherapie.[2]

In meinen Lehrjahren bei ihm erlebte ich jeden Tag „wundersame", positive Veränderungen bei Kindern mit der Problematik Skoliose, Schiefhals, KISS (Kopfgelenk-induzierte Symmetrie-Störung), auffälligem Schreiverhalten und orthopädischen Reifungsstörungen wie Morbus Perthes, Morbus Osgott Schlatter oder Morbus Scheuermann. Besonders beeindruckend waren jedoch die Effekte der Atlastherapie auf Kinder mit komplexen neuropädiatrischen Erkrankungsbildern wie Infantiler Zerebralparese, Spastizität, Tetraplegie, Halbseitensymptomatik, Lissenzephalie und kortikaler Dysplasie.

Die starke, regulative Wirkung der manualtherapeutischen Verfahren im Miteinander mit den Kindern, die Verhaltensauffälligkeiten, ADHS, Schlafstörungen, Sehstörungen und statomotorische Entwicklungsverzögerungen zeigen, prägt die Entwicklung der Myoreflextherapie mit Kindern bis heute. Ein besonderer Dank gilt an dieser Stelle Dr. Goerttler, weil er mich als Experte der Atlas- und Manualtherapie in meiner Überzeugung stützte, dass es die neuromuskuläre Führung ist, welche Gelenke blockiert oder aber die Entwicklung freigeben kann. Die muskelmodifizierte Atlastherapie, die Begründung der Myoreflextherapie und die Gestaltung neuer Ausbildungswege wurden durch Dr. Goerttler initiiert und bis zu seinem Tod 1995 von ihm begleitet.

Sehr deutlich spiegelt sich die Kompetenz von Gottfried Fischer, dem Begründer der Psychotraumatologie in Deutschland und Professor für klinische Psychologie im Buch „Kinderwissen" wider.[3]

---

1 Buber, M. (1995). Ich und Du. Stuttgart: Reclam. S. 4f.

2 Arlen, A. / Gehr, B. / H, G. (1985). Reversible Veränderungen der Hirnstammpotentiale nach manipulativer Atlastherapie bei Zerviko-enzephalen Syndromen: Erste Ergebnisse. In: Hohmann, D. u.a. (Hrsg.) (1985). Neuroorthopädie III. Berlin: Springer. 502-514. ■ Claussen, C. / Kaute, B. / Schneider, D. (1997). Neurootologische Veränderungen bei HWS-Trauma-Patienten vor und nach Atlastherapie. In: T, G.-B. / H, L.-B. (Hrsg.) (1997). Weichteildistorsionen der oberen HWS. Berlin: Springer. 201 - 210. ■ Coenen, W. (1999). Medizinische Grundlagen zur Atlastherapie nach Arlen. *Wachkoma* **4**. 25. ■ Coenen, W. / Graf-Baumann, T. (1997). Zur Definition der Atlastherapie. *Manuelle Medizin* **35**. 1-2. ■ Vgl. Mosetter, K. (2012 [in preparation]). Rückenschmerzen und dezentrierte Biomechanische Kräfte. *pt Zeitschrift für Physiotherapeuten*.

3 Fischer, G. (2005). Konflikt, Paradox und Widerspruch. Für eine dialektische Psychoanalyse. Kröning: Asanger. ■ Fischer, G. (2007). Kausale Psychotherapie. Manual zur ätiologieorientierten Behandlung psychotraumatischer und neurotischer Störungen. Kröning: Asanger. ■ Fischer, G. / Barwinski, R. / Eichenberg, C. / Fischer, A. / Mosetter, K. / Mosetter, R. (2008). Zur Biosemiotik unterbrochener

Prof. Dr. med. Gottfried Fischer schulte, entwickelte und bestärkte mich und Reiner in konsequenter Psychotherapie- und Ätiologie-Forschung, in der gemeinsamen Entwicklung effizient nachhaltiger Therapiekonzepte bei traumatischen Belastungen und psychischen Erkrankungen. Und in der prinzipiellen Logik, dass nur mehrdimensionale, multimodale, und individuelle Behandlungsstrategien kausale Lösungswege möglich machen können.

Seit nunmehr 25 Jahren wird die Konzeption und Entwicklung der Myoreflextherapie durch seinen wachen Geist, seinen geschulten Blick, seinen differenzierten Spürsinn und den umfassenden Wissensbereich der Psychotraumatologie und Psychotherapie-Wissenschaft kultiviert.

So sind zum Beispiel Verhaltensauffälligkeiten, Aufmerksamkeitsdefizit-Syndrome, Essstörungen und Depressionen bei Kindern in der Regel eben nicht primär genetisch oder neurobiologisch determiniert, sondern gründen häufig in traumatischer Belastung, chronischem Stress, übersozialisiertem oder untersozialisiertem Bindungsverhalten.

Ganz bestimmt sind die vielen (zwischen 1992 und 2008 um das 75-fache angestiegenen) Verschreibungen für Ritalin nicht auf veränderte Gene oder gestörte Gehirnstrukturen zurückzuführen. „Die Studienlage zeigt, dass es das ADHS-Gen nicht gibt!“[4] Es gibt individuelle genetische Veranlagungen, welche über Umweltreize akzentuiert werden können. Es finden sich bei Kindern mit ADHS doppelt so viele Betroffene mit einem besonderen Dopaminrezeptor DRD_{4-7} (im Gegensatz zu dem geläufigen DRD_{4-4}). Dieses Allel existiert jedoch seit über 40.000 Jahren und gewährte Jägern und Sammlern einen gewissen Selektionsvorteil bezüglich Neugier, Risikobereitschaft, Mut und Bewegungsverhalten. Innerhalb der letzten 100 Jahre haben sich die Gene der Menschen nicht verändert – wohl aber die Umwelt!

Gottfried Fischer ist einer der Experten in der Ätiologieforschung. Die genaue Analyse einer Vielzahl sehr unterschiedlich belastender Faktoren (in Alltag, Schule, psychosozialem Umfeld, Stressverhalten und Ernährungsstil) hilft, neue Wege zu gehen. Jeder Therapeut, der mit Kindern arbeitet, sollte bezüglich traumaadaptierter Psychotherapie weitergebildet sein – und damit „erkennen“, wann Kinder psychotherapeutische Hilfe benötigen und besonders achtsame, neuromuskuläre Myoreflex-Regulationen notwendig werden. Dass Körper, Psyche, Seele und Gehirn nicht voneinander zu trennen sind, ist indes nichts Neues. Die Erfahrungsmedizin der chinesischen, tibetischen und ayurvedischen Kultur, welche das Konzept der Myoreflextherapie von Beginn an inspirativ mit geprägt haben, wussten schon immer, dass erst das harmonische Gleichgewicht zwischen Bewegungsverhalten, Umwelt, Emotion und Gefühlswelt, sozialem Umfeld und zentrierter Körperlichkeit Gesundheit möglich macht.

Aus der engen Zusammenarbeit mit Gottfried Fischer leitete sich von 1989 an die fruchtbare Supervision und Zusammenarbeit mit dem Professor und

---

kommunikativer Handlungen – auf dem Weg zu einer psychotraumatologisch fundierten Psychosomatik. *ZPPM* **2**. 9-24. ■ Fischer, G. / Riedesser, P. (2003). Lehrbuch der Psychotraumatologie. München, Basel: Reinhardt.

4 Paul, S. (2012). Paläopower: Das Wissen der Evolution nutzen für Ernährung, Gesundheit und Genuss. München: C.H.Beck.

Facharzt für Kinder- und Jugendpsychiatrie Peter Riedesser ab. Als Chefarzt des Universitätsklinikums Hamburg-Eppendorf und als Psychotraumatologe der ersten Stunde war er es, der mir in schwierigen Fällen nicht nur mit Rat und Tat zur Seite stand, sondern mir auch für das gezielte Absetzen von Psychostimulanzien, Ritalin und Antidepressiva den Rücken stärkte und komplexe Erkrankungsgeschichten supervidierte.

Neben der langjährigen Prägung durch Peter Riedesser und Gottfried Fischer nahm auch der Traumaexperte Peter Levine Einfluss auf unsere Haltung und Umgangskultur mit Kindern. In gemeinsamen Gesprächen um die Hintergründe von Verhaltens- und Essstörungen sowie anderen schwierigen somatischen Problemen waren wir uns einig, dass das Erkennen traumatischer und schwerwiegender Belastungen von essentieller Bedeutung für die Gestaltung effizienter, körperorientierter Therapien ist.

Die Erfahrung, das fundierte Wissen und die Umgangskultur psychotherapeutischer Kunst dieses psychoanalytisch und medizinisch kompetenten Experten der Kinder- und Jugendmedizin lehrten mich Depressionen, Verhaltensauffälligkeiten, Essstörungen, seelische Verletzungen und „Nöte" von Kindern, stets von mehreren verschiedenen Seiten zu verstehen.

Eine auf mehreren Ebenen verkörperte „Schnittstelle" zwischen den Kompetenzbereichen Psychologie, Psychiatrie, Psychotraumatologie und Neurobiologie ist mein langjähriger Wegbegleiter, Kollege und Freund Robert Bering. Robert Bering ist Diplompsychologe, neurobiologischer Stress-und Gehirnforscher, medizinischer Professor für Psychiatrie und Chefarzt des Zentrums für Psychotraumatologie am Alexianerkrankenhaus in Krefeld. Sowohl im stationären Setting wie in der ambulanten Versorgung von Patienten entwickelte sich innerhalb der letzten 15 Jahre eine enge Kooperation, in welcher sich Myoreflextherapie und psychotherapeutische Verfahren wechselseitig ergänzen und hervorragende Therapieverläufe eröffneten.

Eine außergewöhnliche pädiatrische Ausbildung hochschulmedizinischer Prägung erlebte ich im Rahmen des praktischen Jahres unter der Führung von Prof. Dr. med. Schwenk in der Kinderklinik Konstanz 1995/1996. Als erfahrener Experte mit einem photographischen Gedächtnis erkannte er jedes noch so seltene Syndrom, beherrschte komplexe Stoffwechselerkrankungen aus dem Stegreif, verfügte über einen sicheren differenzialdiagnostischen Blick und motivierte zum Studieren der klinischen Details. Gemeinsame Visiten mit eindrücklichen Unterweisungen, zum Beispiel über Hypoglykämien und die Differenzialdiagnosen genetisch assoziierter Behinderungen sind unvergesslich. Als erfahrender Experte mit Durchblick erlaubte mir Prof. Dr. Schwenk, die Kinder in der Klinik mit dem damals noch neuen Konzept der Myoreflextherapie zu behandeln. Über die Jahre in der Kinderklinik hinaus besteht bis heute eine konspirative Zusammenarbeit mit dem damaligen Oberarzt, Ultraschallexperten und Kinderkardiologen Thomas Seiler. Selbst im „Ruhestand" steht Prof. Dr. Schwenk auch heute noch bereit, unserem Team, Eltern und Kindern in kritischen Entscheidungen eine zweite oder dritte Supervisionsmeinung zu geben und weiterzuhelfen.

Sehr differenzierte Einblicke in die Empfindungswelt von Kindern in der Klinik eröffneten mir die Kinderkrankenschwestern. Als die guten Seelen der Stationen sind sie es, die stets nahe an den Kindern und ihren Eltern sind; die fühlen, spüren, erahnen und häufig als Erste erfahren, wo die zentralen Belastungen liegen. Im Miteinander mit den Kinderkrankenschwestern können in der Regel die besten Lösungen gefunden werden. Eine Kinderpflegefachfrau der besonderen Art hat meinen Umgang mit kranken Kindern innerhalb der letzten Jahre noch einmal wesentlich bereichert. Mit ihrem weichen, liebenden und klaren Blick, ihrer geduldigen Ruhe, ihrem intuitiven Wissen, ihrem breiten Fächer an kunst- und musiktherapeutischen Interaktionsmöglichkeiten und einer spielerischen Art, Kinder im Dialog zu Entwicklungsaktivierungen zu inspirieren, hat mich meine Frau Caterina Mosetter in stiller Präsens gelehrt, dass sich durch echte Berührungen des Herzens und ein noch tieferes Vertrauen in die Seelenkräfte der Kinder reale Wunder entfalten können.

Eine weitere essenzielle Quelle für einen auf mehreren Ebenen kompetenten Umgang mit Kindern war und ist der blinde Musiktherapeut Wolfgang Fasser. Speziell in der Begegnung und Betreuung von schwer behinderten Kindern, Kindern mit Epilepsie, autistischen Störungen und Verhaltensauffälligkeiten ist seine Inspiration, sein Wissensschatz, die Achtsamkeit und sein „liebender Blick" ein Geschenk für alle Betroffenen. Von 1997 bis heute hat eine enge und freundschaftliche Zusammenarbeit unsere Arbeit und Denkkultur wesentlich beeinflusst. Einen guten Einblick in seine Arbeit gibt der Film „Im Garten der Klänge", in welchem die Entwicklung von vier Kindern mit stärksten Behinderungen über einen Zeitraum von 2 Jahren mitverfolgt werden kann.[5] Besonders eindrücklich ist die Entwicklung von Jenny: Durch die Stärkung und Mobilisierung aller Ressourcen, Myoreflextherapie, sowie die Stoffwechselerziehung mit Galactose, langfristigen und regelmäßigen Behandlungen und nicht zuletzt den Glauben an ihre Fähigkeiten schaffte Jenny „das Wunder" und studiert seit 2011 Kommunikationswissenschaften in Florenz.

Wolfgang Fasser, die Klangkünstler Bardo Jäger und Reiner Mosetter mit der „leibmuskalischen Klangerfahrung" begründeten miteinander den Begriff „ansteckende Gesundheit" für die Grundidee der Klangtherapie, welche analog zur Myoreflextherapie und der Entwicklungsaktivierung gilt.

Mit dem Blick dahinter können diese Herangehensweisen dem „Unsichtbaren" und „Geheimnis" Tore öffnen und innere Potenziale zum Klingen bringen. Im Erkennen des Wertes einfacher Dinge, wenn beeinträchtigte Kinder ein Echo finden, wenn sich Berührung, Kontakt und Bindung ereignen können, können sich Kinder im Miteinander entfalten und Einschränkungen überwinden lernen.

Die regelmäßige Weiterbildung, Supervision und enge Zusammenarbeit mit dem anthroposophisch geprägten Facharzt für Kinderheilkunde Dr. med.

5 „Im Garten der Klänge". Originaltitel: „Nel giardino dei suoni". Dokumentarfilm von und mit Wolfgang Fasser. Schweiz 2009. Laufzeit: 89 Min. Regie: Nicola Bellucci.

Victor von Toenges in Lustmühle/St. Gallen trug weitere Fundamente zum Lehrbuch „Kinderwissen“ bei. Von 1999 bis 2011 lernte ich, Kinderkrankheiten, Entwicklungsstörungen und „auffällige Kinder“ anders zu sehen. Im regelmäßigen wöchentlichen, und später monatlichen Miteinander offenbarte sich mir, wie wesentlich eine gesunde und natürliche Ernährung, ein gesunder Darm, Bewegung, Erziehung, soziales Umfeld und Familie für die „Gesundung“ von Kindern ist. Auch in der homöopathischen Versorgung, dem Erkennen von Mineral-, Vitamin- und Nährstoffmangelzuständen sowie der individuellen, gezielten Substitution war der inzwischen 70-jährige brüderliche Freund Victor von Toenges, ein erfahrener Pionier und Lehrmeister für die Betreuung von Säuglingen, Kindern und Jugendlichen. Seine differenzierten Kenntnisse im Bereich Nahrungsmittelunverträglichkeiten, Laktose-, Gluten- und Kasein-Intoleranzen sowie Allergien haben unseren biochemisch geprägten Blick hinsichtlich schlechter, kurzkettiger Kohlenhydrate und schädlicher Zucker im Fachbereich Kinderheilkunde erweitert und bestätigt. In der Tradition von Rudolph Steiner flankierte Victor von Toenges unsere Erkenntnisse um das Ersatzkohlenhydrat Galactose mit den anthroposophischen Begriffen „Gehirn- und Kommunikationszucker“.

In der Schnittmenge dieses Wissens nähren auch die Erkenntnisse meiner biochemischen Arbeitsgruppe um den Energie- und Zuckerstoffwechsel, bei Professor Dr. med. Werner Reutter, mehrere Aspekte für die Leitlinien dieses Buches. Bereits lange vor unseren wissenschaftlichen Untersuchungen des Galactose-Stoffwechsels an der Charité in Berlin von 1995 bis 2010 wurde die Galactose von führenden Kinderärzten gezielt eingesetzt. Über die intravenöse Gabe von Galactose bei frühgeborenen Säuglingen mit Hypoglykämie-Problematik wurden schon in den 1980-er Jahren wissenschaftliche Arbeiten veröffentlicht.[6]

Mit der oralen Gabe von Galactose kann der Stoffwechsel von Geburt an in Gang gesetzt und der „Entzug“ von toxischen[7] Süßgetränken und Ernährungsumstellungen bei Kindern erleichtert werden. Im Zusammenhang mit ketogenen Ernährungskonzepten bei Kindern mit Epilepsie kann die insulinunabhängige Galactose Energiekrisen abpuffern und den Behandlungsplan wesentlich erleichtern.

Viele dieser Erkenntnisse sind heute durch die moderne Hirnforschung abgesichert. Ebenso die Dynamik des positiven Veränderungspotenzials.

Für viele Inspirationen gilt mein Dank dem Physiker, Psychologen und Hirnforscher Günter Haffelder. Mit seinen speziellen EEG-Ableitungen konnten die regulativen zentralen Wirkungen myoreflextherapeutischer Behandlungen unmittelbar im Gehirn sichtbar gemacht werden. Die richtige Kombination, Stärke und Zeiteinheit bestimmter anatomischer Schlüsselpunkte, eine achtsame Haltung und neuroaktive Musik können „Blockaden“

6 Kliegman, R.M. / Sparks, J.W. (1985). Perinatal galactose metabolism. *J Pediatr* **107**(6). 831-41. ■ Sparks, J.W. / Avery, G.B. / Fletcher, A.B. / Simmons, M.A. / Glinsmann, W.H. (1982). Parenteral galactose therapy in the glucose-intolerant premature infant. *J Pediatr* **100**(2). 255-9.

7 Lustig, R.H. / Schmidt, L.A. / Brindis, C.D. (2012). Public health: The toxic truth about sugar. *Nature* **482**(7383). 27-9.

und „Kommunikationsstörungen“ im Gehirn überwindbar machen. Die sanfte, aber individuelle Stärkung und Aktivierung endogener Rhythmen kann effizient „Lern- und Entwicklungsfenster“ eröffnen.

Und ein besonderer Dank gilt der Neurobiologin und Hirnforscherin Prof. Dr. Dr. Gertraud Teuchert-Noodt. Sie war und ist eine wichtige Vorreiterin im Fachbereich der Neurobiologie. Schon vor mehr als dreißig Jahren postulierte sie die regenerativen Kräfte des Gehirns und Nervensystems, die sogenannte Neuroplastizität und Neurogenese. Die Gesetzmäßigkeiten der hohen Anpassungsfähigkeit und Lernbereitschaft des Menschen und seines Gehirns geben sehr viel begründete Hoffnung für Möglichkeiten der Heilung und das weite Feld der Entwicklungsaktivierung.

Heute bestätigen alle Hirnforscher genau diese Potenzialität. Seit 2002 fördert und begleitet Gertraud Teuchert-Noodt unsere Konzepte angewandter Hirnforschung in den Behandlungskonzepten für Kinder.

Diese geistreichen Einflüsse finden im Lehrbuch „Kinderwissen“ ihren Ausdruck und praktische Anleitungen zu ihrer Umsetzung.

Sehr viele unterschiedliche Experten haben jeweils aus ihrer Schwerpunktkompetenz und Fachrichtung heraus ursächlich Einflüsse hervorgehoben, welche zu schweren Problemen im Baby- und Kindesalter führen können. Erst eine übergreifende Sicht und Anamnese kann dann eine Vielzahl möglicher auslösender Faktoren überblicken und individuell aufschlüsseln. Im folgenden Überblick sind einige Ursachenfelder (Ätiologien) dargestellt.

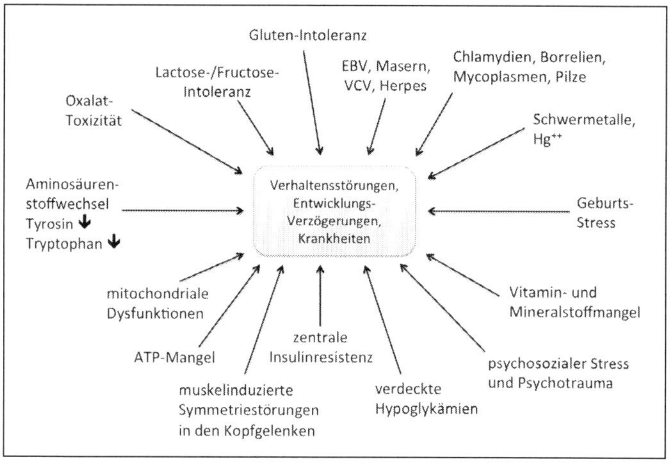

Polyätiologie bei verhaltensauffälligen Kindern

Welche Therapieansätze können wirklich helfen?

Prof. Dr. Gottfried Fischer schreibt: „Was die Arbeit der Myoreflextherapie auf diesem Gebiet so einmalig macht, ist die Verbindung von Bewegungslehre, klinischer Erfahrung und umsichtiger philosophischer Aufarbeitung und Durchdringung von Theorie und Praxis. Während viele Lehrbücher der Neurowissenschaft, der biologischen Psychiatrie und biologischen Psychologie über einen Neurobehaviorismus nicht hinausgelangen, der Verhalten und Handeln, Gehirn und Geist, Zeichen und Zeichenträger miteinander verwechselt, liegt hier ein Ansatz vor, der den Körper als Träger unserer geistigen Funktionen versteht und ‚be-handelt'."[8]

Prof. Dr. Dr. Gertraud Teuchert-Noodt sagt dazu: „Das Gehirn selbst ist für die Autoren der unmittelbare Dialogpartner, somatische, neuronale und seelische Erkrankungen zu erforschen und ganzheitlich zu beschreiben. Der Ganzheitsbezogenheit des biologischen Geschehens wird Rechnung getragen, indem die Myoreflextheorie durch neuroanatomische und –physiologische, bio- und neurochemische sowie molekulare Beschreibungen formuliert wird und über diese verschiedenen nahezu gleichgewichtig berücksichtigten Disziplinen zu einer Vernetzung gebracht wird. Die dynamische Beschaffenheit reziproker Wechselwirkungen, deren massive Parallelschaltungen im Verbund mit der Tatsache, dass immer auch adaptive Lernprozesse auf Strukturbasis im Gehirn und Rückenmark eingeschlossen sind, ist das Leitmotiv hier vorgestellter Abhandlungen zu verschiedenen Phänomenen von Trauma, Schmerz, Angst, ADHS und neuropäaiatrischen Erkrankungen. So werden Erkenntnisse zur Strukturplastizität und Struktur-Funktionskopplung dynamischer Prozesse dem Ansatz zur Rückgewinnung einer Balance und Genesung des Körpers zugrunde gelegt." (ebd.)

„Wie viel effektiver könnte ein Lernen und eine Therapie verlaufen, wenn sie von vorneherein vor dem Hintergrund des Wissens um die spezifischen hirnphysiologischen Zusammenhänge des limbischen Systems angesetzt wird. Limbische Bezüge zu anderen Systemen des Gehirns sind vielfältiger Natur, aber jeder Mensch hat seine Präferenzen, die zunächst erkundet werden sollten.

Prinzipiell gilt, dass die prominentesten Wechselbezüge generell zwischen Hippokampus und motorischen Rindenfeldern bestehen; deswegen effektiviert Bewegung sowohl das Lernen als auch therapeutische Maßnahmen. Eine unmittelbare Absprache erfolgt auch mit der Amygdala; deswegen können für das Individuum emotional bedeutsame Dinge gleichwohl Lernprozesse und Therapien effektivieren. Da in jedem Fall die hippokampalen Rhythmen mit angesprochen werden, gehören auch sie zum Werkzeug des Motors. Musikalische Rhythmen und Bewegungsrhythmen können, gezielt eingesetzt, sehr erfolgreiche Begleiter sowohl des Lehrers als auch des Therapeuten sein."[9]

Prof. Dr. Peter Riedesser schreibt zur „helfenden Haltung" der Therapeuten: „Im Umgang mit Traumaopfern dürfen Therapeuten sich nicht auf eine abstinente Position zurückziehen, sondern sollten sich auch verlässlich

8 In: Mosetter, K. / Mosetter, R. (2010). Myoreflextherapie – Band 2. Regulation für Körper, Erleben und Gehirn. Konstanz: Vesalius.

9 Teuchert-Noodt, G. / Schlotmann, A. (2012). Lust an der Überforderung und dann Burnout. Hirschberg a.d.B.: Supperverlag.

zeigen, wenn es darum geht, notwendig werdende Schutzmaßnahmen auf den Weg zu bringen. Ansonsten besteht die Gefahr, dass sie im Erleben des Kindes zu in ihrer Schutzfunktion versagenden, hilflosen Wegschauern werden, eine Rolle, in der die angebotene helfende Beziehung niemals wirklich für das Opfer annehmbar werden kann. Für die diagnostische Haltung ist es wesentlich, die bisherigen Coping-Bemühungen des Kindes zu verstehen und als Selbsheilungsversuche zu würdigen, ungeachtet ihres möglicherweise dysfunktionalen oder pathologischen Erscheinungsbildes. Erst wenn sich ein Verständnis dafür entwickelt hat, vor welcher vielleicht noch viel größeren innerseelischen Katastrophe das Kind sich durch seine Bewältigungsversuche zu schützen versucht hat, kann in der Therapie versucht werden, dem Kind zu helfen, alternative Bewältigungsformen zu entwickeln, die für einen nächsten Entwicklungsschritt benötigt werden. In der helfenden Grundhaltung wäre ein vorrangiges Ziel, dem traumatisierten Kind dabei zu helfen, ein subjektiv annehmbares Selbstbild zu entwickeln sowie ein ebenso annehmbares modifiziertes Bild einer Erwachsenenwelt, der sich ein Kind trotz der schlimmen Erfahrungen wieder einigermaßen angstfrei auf dem Weg des Großwerdens anvertrauen kann."[10]

Und in einem Vortrag sagte Peter Riedesser: „Das psychologisch konsequent durchdachte System des Myoreflexkonzeptes besteht alle klinisch-empirischen Härtetests und ergänzt unsere kinderpsychiatrischen therapeutischen Methoden. Unsere psychotraumatologischen Konzepte spiegeln sich in der neuromuskulären Behandlung wieder und werden durch Sie gleichzeitig ergänzt."

Prof. Dr. Werner Reutter, Institut für Molekularbiologie und Biochemie, Charité Berlin: Mit den Wurzeln in der Physiologie und funktionellen Anatomie befasst sich die Myoreflextherapie mit einem weitreichenden, bisher zu wenig verstandenen Themenkomplex – dem Muskelsystem und seinen vielfältigen Funktionen.

Der entscheidende transdisziplinäre Schritt ist die Einbettung der Gesetzmäßigkeiten der Physik in die Therapie der Bewegungsgeometrie des Menschen. [...]

Ein wissenschaftliches Fundament des Konzeptes der Myoreflextherapie ist der Energiestoffwechsel mit angewandter Biochemie und daraus abgeleiteten therapeutischen Umstellungen des Stoffwechsels. Ein Muskel kann nur tätig sein, wenn er biologische Energie besitzt. [...]

Störungen der Muskelfunktion können weitreichende Auswirkungen haben: Bewegungsschmerzen, Deformierungen des Knochens, Entzündungen oder Verletzungen von Gelenken, örtlich gestörte Innervationen, mangelnde Energieversorgung. Halten die resultierenden nicht-orchestrierten Muskeltätigkeiten längere Zeit an, wird ein schmerzhafter Zustand dauerhaft stabilisiert. Das fein abgestimmte Zusammenspiel einer Serie von Muskeln bleibt gestört und führt zu

10 Romer G. / Riedesser P. (2004) Beziehungstrauma und Bewältigung bei sexuellem Missbrauch. ZPPM 4. S. 47-61. S. 54f.

schmerzhaften Kontrakturen. In diese gestörte Muskel-Neuro-Mechanik greift die von Kurt & Reiner Mosetter entwickelte Myoreflextherapie ein. Die Myoreflextherapie hat in den vergangenen Jahren einen wahren Siegeszug angetreten. Das Team um Kurt & Reiner Mosetter hat in einem Weiterbildungssystem dieses neue Therapiekonzept zur Therapie und Regulation oft therapieresistenter Schmerzen und komplexer Neurodegenerativer Erkrankungen verbreitet."[11]

Luise Reddemann, Begründerin der Psychodynamisch Imaginativen Trauma Therapie, PITT: Zentral wichtig ist die „*Betonung der Selbstregulation und Selbstheilung*: Nach unserem heutigen Verständnis und unseren Beobachtungen erweist sich die Imagination des traumatisierten Ichs – meist ein Kind – in Verbindung mit der Imagination eines guten inneren Ortes, der Wohlbefinden und Sicherheit spendet, sowie hilfreicher Wesen als die am meisten Ichstärkung fördernde Intervention. Insbesondere hilft diese Imagination der Patientin, aus der Hilflosigkeit sich selbst gegenüber herauszukommen. [...] Zentral ist das Konzept der „inneren Bühne", die zu einem gemeinsamen imaginären Raum wird, auf dem die Patientin, ggf. angeregt und unterstützt durch die Therapeutin „spielen" kann. Dadurch wird sie wieder handlungsfähiger. [...] So empfehlen wir z.B. viel Wahrnehmungsarbeit, wobei ausdrücklich ‚ohne zu urteilen'. [...] Achtsames Wahrnehmen des Körpers und der Körperbedürfnisse wird daher fortwährend angeregt, die Auswirkungen von Vorstellungen auf den Körper und sein Befinden sind unmittelbar wahrnehmbar und helfen der Patientin, sich bewusst und aktiv auf funktionalere und heilsamere Vorstellungen einzulassen."[12]

Aufbau des Buches (Gesamtinhalt)

Diese *erweiterte Kinderheilkunde* ist in vier Bände aufgeteilt. Parallel und ergänzend zur klassischen kinderärztlichen Versorgung Ihrer Kinder sollen diese weiterreichende Behandlungskonzepte vorstellen. Diese Konzepte gründen in der modernsten Hochschulmedizin mit Biochemie und Gehirnforschung und bieten Ihnen gut realisierbare, wertvolle Therapiekonzepte und Selbsthilfeangebote. Speziell eine intelligente, heute einwandfrei bewiesene Ernährungsstrategie kann den fruchtbaren Boden einer grundsätzlichen Heilungspotenzialität darstellen.

Zucker ist schädlich! Ein fundierter Stoffwechsel-Lernplan / Glycoplan für Ihre Kinder hilft, diese natürliche Ernährung praktisch umzusetzen. Entstressung macht Heilung möglich. Abgeleitet aus dem Fachbereich Gehirnforschung können Sie lernen, wie Ihr Kind weiterlernen kann. Liebevolle und klare Behandlungskonzepte können die natürlichen Entwicklungs- und Reifepotenziale Ihrer Kinder stimulieren. Über „Entwicklungsaktivierung" können bisher noch nicht gelernte Fähigkeiten nachgelernt werden.

---

11 In: Mosetter, K. / Mosetter, R. (2010). Myoreflextherapie – Band 2. Regulation für Körper, Erleben und Gehirn. Konstanz: Vesalius.

12 Reddemann, L. (2003). Die psychodynamisch imaginative Traumatherapie (PITT). Zeitschrift für Psychotraumatologie und Psychologische Medizin 2. 19-25. Die darin angeführte Literatur ist aufgeführt auf Seite 25.

Band I

Zur Einführung sollen in einem ersten Kapitel die **Grundperspektive** und Hintergründe unseres Denkens und Handelns vorgestellt werden. Die neurowissenschaftliche Basis für Entwicklung und Regeneration als Lernvorgang wird genauso dargestellt wie therapierelevante, geisteswissenschaftliche Gesetzmäßigkeiten.

Im direkten Anschluss folgt im zweiten Kapitel eine weitere, grundsätzliche Einführung, was **traumatisches Erleben** und Stress für Ihr Kind oder Ihren Säugling bedeuten können. Die noch jungen Disziplinen der Säuglingsforschung und Psychotraumatologie setzen sich auch in der Kinderheilkunde immer mehr durch und eröffnen uns neue und erfolgreiche Wege für das tiefere Verständnis und die effiziente Therapie komplexer Störungen.

Kapitel III stellt die Problematik des **auffälligen Schreiverhaltens** und von sogenannten „Regulations- und Anpassungsstörungen" von Säuglingen und Kleinkindern vor. Darüber hinaus folgen in diesem Kapitel weitere Ausführungen über traumatischen Stress und seine Auswirkungen für die Welt des Erlebens dieser Kinder. Von besonderer Bedeutung sind an dieser Stelle erste wichtige Therapiemöglichkeiten.

Im Rahmen des vierten Kapitels wollen wir Ihnen verschiedene Perspektiven und Möglichkeiten der Therapie für die Problematik von **Essstörungen** eröffnen. Im Besonderen stellt sich Ihnen die sogenannte „Magersucht" vor. Über verborgene Wurzeln der „Annorexia nervosa" wird ebenso diskutiert wie über komplementäre Konzepte möglicher Therapien.

Band II

Verhaltensauffälligkeiten und Besonderheiten in der Entwicklung von Kindern füllen das erste Kapitel des zweiten Bandes um die Kinderheilkunde. Ein Schwerpunkt bildet dabei Depressivität. Über eine Serie von typischen Symptomen bei überwiegender Links- oder Rechts-Hirn-Dominanz werden dann Hintergründe „funktioneller Verbindungsstörungen" im Gehirn beziehungsweise zwischen Körper und Gehirn behandelt.

Autismus und emotionaler Rückzug werden im zweiten Kapitel mehrdimensional und ursächlich betrachtet.

Im dritten Kapitel **Balance im Gehirn** finden sich viele Wissensbausteine zur Organisation und Entwicklung des Gehirns. Entwicklungsverzögerungen, Ungleichgewichte im Gehirn, Energieversorgungsstörungen und Störungen im Bauplan des Gehirns mit dem Thema Myelinisierung werden hier in Bezug zu verschiedenen Erkrankungen gesetzt.

Multisensorische Wahrnehmungen und krossmodale Therapiestrategien sind Thema des vierten Kapitels. Hier geht um verschiedene Themenbereiche, die das Kinderwissen flankieren und abrunden. Zum Teil sind sie bereits in Myoreflextherapie – Band II abgedruckt.

Band III

Das erste Kapitel befasst sich mit dem Thema **Entwicklungs-Störungen und Stoffwechsel-Krisen**.

Im zweiten Kapitel über **epileptische Anfälle** wird vor allem auf die häufigen Hintergründe verdeckter Unterzuckerzustände eingegangen. Nicht erkannt lässt sich diese Art von Anfällen medikamentös schlecht beherrschen; und die entsprechende Mehrfachmedikation führt zu sehr vielen Nebenwirkungen. Schwerpunkt ist die Erörterung klarer Ernährungsprinzipien und ketogener Konzepte.

Im dritten Kapitel werden Grundprinzipien der Symptomatologie der **Bewegungsstörungen und Schmerzen** aus der Sicht der Neurobiochemie, der modernen Hirnforschung und dem Myoreflex-Konzept erläutert. Kerstin Kussmaul stellt dabei die Bedeutung von Entwicklungsbewegungsmustern dar.

Energiehaushalt und Darm sind das Thema des vierten Kapitels. Die Auswirkungen der Gluten-Unverträglichkeit sind vielfältig.

Mitochondriale Erkrankungen werden im fünften Kapitel behandelt. Bei einer „Hungersnot" im Inneren der Zellen sind in der Regel **mehrere Organe mit hohem Energiebedarf gleichzeitig betroffen.**

Vor allem anhand eindrücklicher Fallbeispiele werden im sechsten Kapitel von Klaus Erpenbach **Allergien und andere Belastungen** vorgestellt und ursächlich erörtert. Die Komplexizität der vorherigen Kapitel um die „richtige" Ernährung, Nahrungsmittelunverträglichkeiten, Störungen des Energiestoffwechsels und der Darmgesundheit wird im Verlaufe dieser Abhandlung konsequent fassbar. Der notwendige Blick über den Tellerrand hinaus in die biologische Medizin und in fachübergreifende Disziplinen, weit über das Gebiet des Allergologen hinaus, wird in diesen Zeilen mehr als logisch.

Adipositas und Fettleibigkeit treten heute bei Kindern immer häufiger auf und werden im siebten Kapitel dargestellt. Auch hier kommt die Zuckerüberfrachtung ins Visier.

Band IV

Im Kapitel Eins werden hier ganz verschiedene und sehr effektive **Therapiekonzepte** vorgestellt. Die Basis einer natürlichen kohlenhydratreduzierten Ernährung macht weitreichende Heilungen für scheinbar sehr verschiedene Erkrankungen möglich. *Entwicklungsaktivierung*, *Leibmusikalische Klangerfahrung*, *Galileo-Training*, *Kunsttherapie* und *Psychotherapie* sind dabei Schwerpunkte. Günter Haffelder und Christl Brucher stellen die *Haffelder-Methode* für Kommunikation und Lernen im Gehirn vor. Im Verlauf dieser Erläuterungen wird verständlich wie Lernstörungen, Verhaltensauffälligkeiten, Blackouts und Traumatisierungen nicht Ihre oder die Schuld Ihrer Kinder sind, und dass es elegante Verfahren gibt um diese Probleme, im Miteinander, zu überwinden. Ein weiterer Abschnitt von Tilman Fritsch beschreibt die *NAM-Zahnheilkunde*, eine ganzheitliche Sicht- und Arbeitsweise nach *neuro-anato-metabolischen Prinzipien*. Simon Feldhaus danken wir für seinen Artikel zu Süßstoffen.

Ein zweites Hauptkapitel beleuchtet **neuromuskuläre Erkrankungen und Muskeldystrophien** aus unterschiedlichen Perspektiven. Dazu werden komplexe und anspruchsvolle neurobiochemische Fakten und Zusammenhänge detailliert behandelt, welche jedoch in praktikablen und effektiven Konsequenzen für den täglichen Alltag münden.

„Geschichten"

Alle diese Inhalte und Themen werden in den vier Bänden jeweils mit den „Geschichten" von betroffenen Kindern belebt und anschaulich gemacht. Im Besonderen die sehr erfahrenen Therapeuten innerhalb der zentralen Kompetenzgruppe im ZiT (Zentrum für interdisziplinäre Therapien) und um das ZiT dokumentierten die Veränderungsprozesse „Ihrer" Kinder sehr gründlich und gefühlvoll. Christine Bürgler, Ralf Dierenbach, Anne Dronen, Heinz Flaadt, Tanja Hemlein, Lene Kaastrup Nielsen, Caterina Mosetter, Maureen Müller, Maud Paulissen-Kaspar, Barbara Roitner, Marcus Ruh, Renate Staiger und Anja Stradl gewähren uns Einblicke in ihr therapeutisches Schaffen mit Kindern. Die Behandlungen wurden darüber hinaus mitgestaltet von Bernhard Fürderer, Gerhard Maier, Abel Martinez, Günther Miez, Pascal Miez, Simon Schneider, Simon Stadler und Hagen Stroh.

Während sehr viele Kindergeschichten von verschiedenen Myoreflextherapeuten vorgestellt werden, stellen wir Ihnen auch Kinder vor; behandelt und besprochen von Udo Baer, Christl Brucher & Günter Haffelder, Ralph Dawirs, Sabine Emmerich & Manfred Sauer, Klaus Erpenbach, Simon Feldhaus, E. Hagemann, Daniel Huwyler, Christian Kohl, Peter Levine, Dwight McKee, Caterina Mosetter, J. R. Ratey, Franz Renggli, Peter Riedesser, Eckhard Schönau & Christina Stark und Victor von Toenges. Einige Kinder haben Ihre Geschichten selbst geschrieben und uns zur Verfügung gestellt. Herzlichen Dank an alle Mitwirkenden!

Erlebnisbericht zur Myoreflextherapie

Ich lege mich auf die Liege und schließe die Augen.

Meine Wirbelsäule hat sich bei einem Sturz verschoben und meine Beine sind unterschiedlich lang und mein Nacken verkürzt. Noch während der Myoreflextherapeut verschiedene Punkte an meinem Körper drückt, spüre ich, wie mein Nacken lang und mein Brustkorb mit jedem Atemzug weiter wird. Die leichte Verspannung in meinem Kiefer, die ich davor noch gar nicht richtig wahrgenommen habe, löst sich. Mein Becken wird gerade und meine Schultern legen sich mehr und mehr auf der Unterlage ab. Mein Kopf leert sich und eine halbe Stunde lang spüre ich nur den Berührungen nach und dem, was sie in meinem Körper auslösen; den Reaktionen des Drückens verschiedener Punkte, die meinem Körper seine eigene Geschichte auf sanft heilende Weise erzählen und ihm erlauben, alles hinter sich zu lassen und sich wie neu zu fühlen, sich wieder mehr Raum zu geben. Und als ich die Praxis verlasse, sind meine Beine wieder gleich lang.

Jana Mathy (12 Jahre), im Oktober 2010

„Problemkinder“ – eine wichtige Bemerkung vorab

Eltern von „Problemkindern“, von entwicklungsverzögerten, kranken und behinderten Kindern „müssen lernen, mit der Unstimmigkeit zwischen ihrem Bild von ‚einem Kind‘ und der Wirklichkeit ‚ihres Kindes‘ fertigzuwerden.“[13] „Diese Spannung hat oft weniger mit den Behinderungen des Kindes zu tun als mit den Fähigkeiten der Eltern, damit umgehen zu können, der Dynamik der gesunden Familienmitglieder und der Bedeutung, die die Eltern den Meinungen anderer über sie beimessen.“[14]

Hier müssen wir Acht geben. Ein Missverständnis wollen wir gleich am Anfang ansprechen, um es zu vermeiden: Wir haben es bei „Problemkindern“ mit „vielen Henne-Ei-Erkenntnissen zu tun. Es lässt sich nur schwer sagen, inwieweit positive Erfahrungen positive Wahrnehmungen hervorbringen und umgekehrt. Eine Bewältigungsstrategie ist die positive Überzeichnung des Leids. Einige Eltern und auf Behinderung spezialisierte Wissenschaftler verherrlichen den Katalog der Wunder, so dass es den Anschein erweckt, als ob es nicht nur voll tieferer Bedeutung sei, ein behindertes Kind zu haben, sondern anderen Erfahrungen der Elternschaft fast sogar vorzuziehen wäre. Das behinderte Kind wird der glänzende Familienmittelpunkt, um den sich alle scharen. Eine derartige Sentimentalität kann sich zerstörerisch auswirken, denn Eltern, die eine schwere Zeit durchmachen, fühlen sich dadurch noch schlechter und verschlimmern ihre Probleme nur noch durch Schuldgefühle und ein Gefühl der Niederlage.“ (ebd., S. 438f)

Und es wäre auch fatal, das Anderssein und „die Unterschiede von Menschen nur dann zu achten, wenn sie eine spezielle Begabung vorweisen können“. (ebd., S. 333)

Ein Großteil sowohl der medizinischen Diskussionen und Meinungsverschiedenheiten als auch der persönlichen Unsicherheiten liegt sicher in unterschiedlichen Vorstellungen von „Helfen“ und „liebendem Begleiten und Fördern“ begründet. Die Verfechter, die von erworbenen Defiziten und physiologischen Schädigungen ausgehen, glauben, dass andersdenkende Eltern zu unkritisch wären und ihre Kinder einem biologischen Verfall überlassen würden. Umgekehrt wird eine physiologische Erklärung von diesen andersdenkenden Eltern als lieblose Herabwürdigung verstanden. Sie plädieren für verhaltenstherapeutische Maßnahmen – was die gegnerische Seite jedoch als eine respektlose „Dressur von Tieren“ wertet. (ebd., S. 336)

Heilenwollen ohne Medizin ist blind, Biologie ohne Beziehung ist leer. Wir wollen keinem naiven Optimismus das Wort reden. Aber auch einer schieren Ausweglosigkeit nicht das Feld überlassen. Es geht um eine *realistische Sichtweise, die einen begründeten Optimismus und eine sachliche Menschlichkeit erlaubt.* Das ist ein Grundanliegen dieses Buches: Hoffnung zu machen – auch dort, wo Hoffnung sich erst auf den zweiten oder den dritten Blick als begründet zeigt.

13 A.O. Ross. Zitiert nach: Solomon, A. (2013). Weit vom Stamm. Wenn Kinder ganz anders als ihre Eltern sind. (Aus dem Amerikanischen von H. Dedekind u.a.). Frankfurt a.M.: S. Fischer. S. 428.

14 Solomon, A. (2013). Weit vom Stamm. Wenn Kinder ganz anders als ihre Eltern sind. (Aus dem Amerikanischen von H. Dedekind u.a.). Frankfurt a.M.: S. Fischer. S. 428

I Die Grundperspektive

„Eine gute Mutter diagnostiziert oft viel besser als ein schlechter Arzt."
(August Bier)[15]

Grundsätzlich gehen wir davon aus, dass die **Beziehungen** zu sich selbst, zur Mitwelt und zur Umwelt **das Primäre** sind. So auch in dieser Arbeit. Die körperlichen, neurophysiologischen und neurobiochemischen **Strukturen**, die sich identifizieren lassen und die Störungen/Dysbalancen aufzeigen, sind dagegen **sekundär**.[16]

In dieser phänomenologisch-ökologischen Perspektive können Verhaltensauffälligkeiten und -einschränkungen, Entwicklungsverzögerungen, Hirnschädigungen, Hirnfunktionsstörungen sowie molekulare und neurobiochemische Dysbalancen nicht einfach als einzelne Störungen und „isolierte Leistungsausfälle angesehen werden, sondern als eine Veränderung aller Leistungen, da die Krankheit das Verhältnis zwischen Organismus und Umwelt verändert".[17] Die Frage nach der „fundamentalen Situation"[18] und nach der Beziehungs-Wirklichkeit auffälliger und kranker Kinder muss so immer mitschwingen!

„Das Schicksal der Beziehung im Kontext von Krankheit und Behinderung"

Manfred Sauer und Sabine Emmerich beschreiben das „Schicksal der Beziehung im Kontext von Krankheit und Behinderung" sehr differenziert und eindrücklich. Im Folgenden zitieren wir eine Fallbeschreibung aus dem gleichnamigen Aufsatz (erschienen in der ZPPM 2006, Heft 3)[19]. Wir danken den Autoren und dem Asanger Verlag für die freundliche Genehmigung des Wiederabdrucks:

Alvin

„Beziehung ist ein permanenter Prozess des Austausches von Zeichen zwischen den Systemen des lebenden Organismus und ihren Umwelten. Die Prozesse bilden ein Netz von Erfahrungen, welches die Kontinuität des Erlebens vom Beginn der Existenz an sichern hilft.

---

15 Zitiert nach: Solomon, A. (2013). Weit vom Stamm. Wenn Kinder ganz anders als ihre Eltern sind. (Aus dem Amerikanischen von H. Dedekind u.a.). Frankfurt a.M.: S. Fischer. S. 311.

16 Vgl. Mosetter, K. / Mosetter, R. (2008b). Traumatische Belastungen: Der Körper als Bühne und szenische Macht. ZPPM 1. 8-24. ■ Sauer, M. / Emmerich, S. (2006). Das Schicksal der Beziehung im Kontext von Krankheit und Behinderung. Zeitschrift für Psychotraumatologie und Psychologische Medizin 3. 11-26.

17 Northoff, G. (1995). Neuropsychiatrische Phänomene und das Leib-Seele-Problem. Qualia im Knotenpunkt zwischen Gehirn und Subjekt. Essen: Verlag Die Blaue Eule.

18 Benedetti, G. (1992). Psychotherapie als existentielle Herausforderung. Göttingen: Vandenhoeck & Ruprecht. S. 12.

19 Sauer, M. / Emmerich, S. (2006). Das Schicksal der Beziehung im Kontext von Krankheit und Behinderung. Zeitschrift für Psychotraumatologie und Psychologische Medizin 3. 11-26.

Krankheit und Behinderung bewirken eine Störung der Prozesse, wodurch die Kontinuität gefährdet ist. [...]

Alvin *(Name und Daten wurden für die Beschreibung anonymisiert)* war drei Jahre alt, als seine Umgebung an seinem Verhalten verzweifelte. Er schrie und konnte nur beruhigt werden, wenn er ganz fest gehalten wurde. Sobald man ihn, auch nur für einen Moment einmal ablegen wollte, begann er sofort wieder haltlos zu schreien.

Die Mutter hatte vor der Schwangerschaft mit ihm eine Fehlgeburt gehabt, so dass die Eltern den Verlauf der Schwangerschaft in großer Sorge erlebten. Im 3. Monat musste wegen einer ‚Halteschwäche' des Uterus eine Cerclage angelegt werden. Bei den Vorsorgeuntersuchungen stellte sich heraus, dass die Werte des Kopf- und Körperwachstums hinter den zu erwartenden zurück blieben. Da der Fetus sich intrauterin aber normal verhielt und sonographisch keine weiteren Auffälligkeiten erkennbar waren, gingen Arzt und Eltern zunächst von einem normal entwickelten Kind aus.

Zwei Monate vor dem Termin erlitt die Mutter einen schweren Unfall, durch den Wehen ausgelöst wurden. Sie beruhigten sich durch Bettruhe und Medikamente wieder, so dass, nachdem die Untersuchungen keine inneren Verletzungen an Mutter und Kind ergeben hatten, mit der Entbindung bis zum Geburtstermin gewartet wurde. Unter der Geburt kam es zum Stillstand, so dass Alvin mit der ‚Saugglocke geholt werden musste'.

Es stellte sich heraus, dass vor allem Alvins Kopfwachstum erheblich beeinträchtigt war. Trotz großer Fürsorge verlief seine Entwicklung sehr verzögert. Ab dem Alter von drei Monaten erhielt er Physiotherapie und wurde schon früh in einer Institution für körperbehinderte Kinder gefördert. Mit drei Jahren konnte er weder laufen noch sprechen. Er musste gefüttert und gewindelt werden. Als körperliche Ursache der Behinderung hatte man eine strukturelle Schädigung des cerebralen Kortex festgestellt, die in der embryonalen Phase der Entwicklung entstanden sein musste.

Das problematische Verhalten bestand von Geburt an. Auch nachts schlief Alvin nur in unmittelbarem Körperkontakt zu den Eltern. Immer wieder versuchte man, ihn durch Medikamente längerfristig zu beruhigen und vor allem das Schlafen zu erleichtern.

Alle, die mit Alvin therapeutisch, pädagogisch oder pflegerisch arbeiteten, waren auf der Suche nach situativen Auslösern für sein Schreien. Aber offensichtlich stand sein Verhalten nicht in einer mechanistischen Relation zu ursächlichen Faktoren der Umgebung. Die Beteiligten waren, da alle Mühen vergeblich verliefen, eine Ursache zu finden, besonders aufmerksam und einfühlsam in ihrer Beziehung zu Alvin und stellten übereinstimmend fest: das Einzige, das ihn beruhigte, war, ihm festen Halt zu geben. Das war keine Lösung auf Dauer, da Alvin sofort, wie in Panik, zu schreien begann, sobald man ihn, auch wenn es nur für kurze Zeit war, einmal ablegen wollte. Allmählich traten bei allen Beteiligten Erschöpfung und Resignation auf. In dieser Situation wurden wir um Hilfe gebeten.

Interaktioneller Kontext

Zunächst erscheint es wichtig, kurz den interaktionellen Kontext zu beschreiben. Alvin wurde schon sehr früh in einer speziell für Kinder mit einer körperlichen Behinderung ausgestatteten Institution gefördert. Er erhielt ein umfangreiches Angebot an pflegerischen, pädagogischen und therapeutischen Maßnahmen. Damit verbunden war die Beziehung zu zahlreichen Personen.

Alle hatten die gleiche Erfahrung im Umgang mit Alvin gemacht und daher lag allen gleichermaßen die Klärung des Problems am Herzen. Es gab einen Konsens darüber, dass die Lösung nur gemeinsam im Team zu finden sei. Dabei wurde nach der Methode der Moderation im Team vorgegangen, wie sie von Sabine Emmerich in PSYCHE (2003) beschrieben ist. Danach ist:

‚jedes Teammitglied <…> als „teilnehmende Beobachterin zu verstehen, die sich als Person in Bezug auf ihre spezifisch professionelle Methode in der Begegnung mit dem Patienten und den Angehörigen einbringt' (Emmerich und Sauer, 2003).

Im Informationsaustausch spielt die Rekonstruktion vergangener Erfahrungen, die Erzählung selbst erlebter Ereignisse und die Darstellung des Entwicklungsprozesses eine zentrale Rolle.

‚Ziel ist es, im Team ein Verständnis für die vergangenen und gegenwärtigen Beziehungserfahrungen und die Notwendigkeit der Verknüpfung dieser Erfahrungen zu erarbeiten' (Emmerich und Sauer, 2003).

Im Grunde mussten zwei Fragen geklärt werden. Erstens: Warum misslingt in diesem Fall, trotz der Mühen, die alle für die ‚Gestaltung' einer befriedigenden Beziehung mit Alvin aufbrachten, das Entstehen einer gemeinsamen Wirklichkeit? Zweitens: Was könnte der Grund für Alvins Verhalten sein?

Neben der Fürsorge für Alvin hatten alle Beteiligten mehr und mehr auch aggressive Gefühle gegenüber dem Schreien und gegenüber der eigenen Hilflosigkeit entwickelt.

Alvin selbst konnte nicht sprechen und somit auch keine Auskunft über sein Erleben geben. Er war völlig abhängig davon, wie die Umgebung sein Verhalten interpretierte. Das zentrale Problem war die Klärung der Frage, was bedeutet Verhalten im Hinblick auf das Erleben der Beziehung zu den Anderen?

Verhalten und Umwelt

Verhalten kann einerseits als eine Eigenschaft des Organismus verstanden werden und ist andererseits, wie Simon (1993) es formuliert, Teil des Interaktionssystems und damit Teil der Umwelt. Hieraus folgt: Verhalten ist Teil der Beziehung zwischen Organismus und Umwelt. Nach Maturana (1970) beschreibt der Organismus durch sein Verhalten seine Umwelt. Übertragen wir diese Überlegungen auf unser Beispiel, so drückt Alvins Schreien eine Beziehungserfahrung aus.

Durch den Informationsaustausch im Team stellte sich heraus, dass Jede, sei es aus der jeweiligen Perspektive der Profession oder aus alltagspsychologischen Erwägungen heraus, nach situativen Ursachen für das Schreien gesucht hatte. Übereinstimmend war das Ergebnis negativ verlaufen. Es gab keinen ‚auslösenden Reiz' für das Schreien. Auch die Suche nach möglichen vergangenen Ursachen erbrachte kein befriedigendes Ergebnis.

Das gemeinsame Fazit war schließlich: das Schreien lässt sich nicht in einen linear-kausalen Bezug zu Faktoren der Umgebung bringen, folglich mussten auch alle diesbezüglichen Maßnahmen, um Abhilfe zu schaffen, ohne Ergebnis bleiben. Was waren nun die entscheidenden Schritte auf dem Weg nach neuen Möglichkeiten zu suchen, das Problem zu lösen? Der erste Schritt war, Alvins Verhalten als Teil des Interaktionssystems zu verstehen. Der zweite Schritt bestand darin, sein Verhalten während der Interaktionen nicht in Elemente –schreien und ruhig sein durch Halten- zu fragmentieren, sondern beides zusammen als ganzheitlichen Teil des Erlebens zu interpretieren. Betrachtet man die frühe Entwicklung, so lag es nahe, im dritten Schritt Alvins Verhalten, das er in den aktuellen Interaktionen zeigte, als Erleben einer vergangenen Beziehungserfahrung zu interpretieren.

Nach diesen drei Schritten konnte Alvins Verhalten unter einem psychodynamischen Aspekt betrachtet werden. In seiner Lebensgeschichte waren offensichtlich ‚Halten und Loslassen' von existentieller Bedeutung.

Die „zentrale subjektive Bedeutung“

Betrachten wir die frühe Entwicklung von Alvin nochmals, so hatten ‚Halten und Loslassen' für die frühe Organismus-Umwelt-Beziehung eine zentrale subjektive Bedeutung (Fischer und Riedesser, 1998) erhalten.

Um das verständlich zu machen, müssen wir etwas ausholen. Beide Eltern waren durch die Fehlgeburt des ersten Kindes bereits vor der Schwangerschaft mit Alvin in Sorge, auch dieses Kind durch eine Fehlgeburt zu verlieren. Infolge der Halteschwäche des Uterus im dritten Monat und des Unfalls der Mutter im siebten Monat war auch diese Schwangerschaft existentiell bedroht.

Beide Ereignisse steigerten vor allem bei der Mutter die Sorge um den Erhalt der Schwangerschaft. Hinzu kam noch auf Grund der sonographischen Befunde die Angst, ein behindertes Kind auf die Welt zu bringen. Während der Geburt kam es dann in der Austreibungsphase zum Stillstand, so dass Alvin ‚mit der Saugglocke geholt werden' musste. [...]

Koevolution von System und Umwelt

[...] Wir wissen nicht, was Alvin während der Schwangerschaft erlebte. Wir wissen aber, dass die Mutter vom Beginn der Schwangerschaft an in ständiger Sorge lebte, das Kind zu verlieren. Ihre Sorge wurde mit der Halteschwäche des Uterus zur manifesten Angst vor dem endgültigen Verlust. Normalerweise schützt der Uterus das Kind, gibt ihm sicheren Halt und verleiht der Beziehung zwischen dem kindlichen und dem mütterlichen Organismus Kontinuität. Mit dem Beginn der Halteschwäche des Uterus war beides gefährdet, das Kind drohte ausgestoßen zu werden. Betrachten wir nun die Beziehung nach dem Modell des Regelkreises. Wir hatten ausgeführt, dass die ikonischen Zeichen der vegetativen Systeme das Erleben der Beziehung repräsentieren. Wenn wir uns nun vergegenwärtigen, dass die drohende Ausstoßung des kindlichen Organismus von manifest werdender Angst der Mutter um das Leben ihres Kindes begleitet war, so ist es nahe liegend anzunehmen, dass sich auf der Stufe der vegetativen Systeme die Halteschwäche des Uterus mit dem Erleben einer existentiellen Bedrohung verband. Mit anderen Worten, die körperliche Erfahrung, den Halt in der Beziehung zum Uterus zu verlieren hat sich als Affekt in die ikonischen Umwelten der vegetativen Systeme ‚eingeschrieben'.

Körperliche Erfahrung ist an Bewegung gekoppelt. Bewegungen werden im dritten Monat der Schwangerschaft schon beobachtet (Lagercrantz, 2002). Sie setzen die Stufe des Funktionskreises voraus, auf der sich die indexikalischen Umwelten der ‚animalischen Systeme' entwickeln, welche die Umgebung nach zeitlichen, räumlichen und kausalen Bezügen interpretieren (v. Uexküll, 2002).

Während auf der Stufe der vegetativen Systeme der Embryo die Beziehung zur Umgebung im Uterus nicht verändert, erfährt die Beziehung auf der Stufe der animalischen Systeme durch die Bewegung des Kindes eine tief greifende Veränderung. Ikonische und indexikalische Zeichenprozesse sind jetzt gemeinsam erforderlich. So vermag der Organismus auf der Basis des Erlebens einer Konstanz der Beziehung (auf der Stufe der vegetativen Systeme) zu unterscheiden zwischen einem Selbst und einem ‚Anderen' (auf der Stufe der animalischen Systeme). Er bewegt sich jetzt.

An dieser Stelle sei nochmals der ‚Geburtsstillstand' erwähnt. Mit der Geburt erfolgt die endgültige ‚Ausstoßung' des Kindes aus dem Uterus (Gebärmutter). Die Geburt ist ein Akt wechselseitiger Prozesse zwischen mütterlichem und kindlichem Organismus, also nur aus dem Erleben der Organismus-Umweltbeziehung zu verstehen.

Zum Beispiel verläuft die Geburt eines Fetus, dessen Muskeln infolge einer schon intrauterin manifesten Erkrankung der Nerven kraftlos sind, meist verzögert bis gar nicht spontan. Wenn wir jetzt den Stillstand bei der Geburt Alvins interpretieren, so könnten wir ihn als einen affektiven Tonusverlust der Muskulatur im Sinne eines Totstellreflexes verstehen ausgelöst durch das Erleben, den Halt zu verlieren. Diese Interpretation gilt natürlich nur vor dem Hintergrund, dass man in den beschriebenen Ereignissen im dritten Monat das Erleben einer ‚traumatischen Erfahrung' erkennt, die dann unter der Geburt zur affektiven Bewertung der Prozesse im Sinne einer ‚Grenzerfahrung der Beziehung' führte.

Das weitere Besondere an dem Beispiel ist, dass neben der traumatischen Beziehungserfahrung in der Frühschwangerschaft eine Fehlbildung des cerebralen Kortex vorliegt. Kortikale Prozesse spielen für das Bewusstsein eine zentrale Rolle. Außerdem ist der Gebrauch symbolischer Zeichen an Prozesse gebunden, in die der Kortex involviert ist (Deacon, 1997). Wir wissen nicht, auf welcher Stufe die Entwicklung der Strukturen des Kortex bei Alvin stehen geblieben ist.

Wenn wir aber Alvins Verhalten als Teil des Interaktionssystems und als Beschreibung seiner Umwelt verstehen, so können wir sein Verhalten als eine Umwelt auf der Stufe der Affekte interpretieren, auf der das Erleben körperlich und noch ohne bewusste Repräsentanz zum Ausdruck kommt. Mit anderen Worten, die Fehlbildung des Kortex wäre ursächlich dafür verantwortlich, dass Alvin bis zu seiner Geburt die Fähigkeit zur Gliederung von Gefühlserfahrungen noch nicht entwickelt hat. Diese Fähigkeit ist normalerweise angeboren. Wir stellen die Hypothese auf, dass sich diese Fähigkeit offensichtlich erst im Verlaufe der unterschiedlichen sozialen Interaktionen im Team entwickelt hat. Um diese Hypothese zu überprüfen, werden wir die Entwicklung Alvins unter verschiedenen Aspekten näher beschreiben: Alvin kann wegen der angeborenen Fehlbildung des Kortex nicht sprechen. Er drückt seine Wünsche und Bedürfnisse averbal vermittels seines Verhaltens aus. Die Eltern haben die Entwicklung ihres Kindes, wie üblich, immer vor dem Hintergrund der Erfahrung einer normalen Entwicklung gesehen. (Die Mutter ist Erzieherin, und es gibt ein jüngeres Geschwister). Sie sind jetzt damit konfrontiert, ein behindertes Kind zu haben, für dessen Entwicklung sie kein Modell haben. Ihre Fürsorge bestand darin, das Kind in eine speziell seine Entwicklung fördernde Einrichtung zu geben.

Die Professionals in der Institution, in der Alvin gefördert wird, haben viel Erfahrung im Umgang mit behinderten Kindern und können ihnen für ihre Entwicklung viel Raum und Zeit zur Verfügung stellen, die es so zu Hause nicht geben kann. Wie erwähnt, hatten auch die Eltern die Erfahrung gemacht, dass Alvin viel Körperkontakt benötigte, um beruhigt zu werden.

Betrachtet man rückblickend Alvins Entwicklung von der Zeit an seit er in die Institution aufgenommen wurde, so wurde auch dort von Anfang an Alvins dringendes Bedürfnis nach intensivem Körperkontakt beobachtet. Es gab außer Halten praktisch keine Alternative. Der Versuch einer Beruhigung durch Psychopharmaka, die üblicherweise bei heftiger affektiver Erregung eingesetzt werden, wurde auf Dauer von allen Beteiligten als untauglich angesehen.

In der Institution sammelten alle Beteiligten im Verlaufe vieler Interventionen mit Alvin in der Zeit vor der Moderation Erfahrungen aus der Beziehung mit ihm. Alle hatten intuitiv nach Möglichkeiten der Beruhigung gesucht, mussten aber schließlich feststellen, dass es auf dem intuitiven Weg der Suche keine dauerhafte Lösung des Problems gab.

Wie kann man nun beschreiben, was durch die Moderation verändert wurde? Als Erstes flossen durch den Austausch im Team die Erfahrungen aller zusammen. Es wurde sozusagen kollektiv allen bewusst, dass die bisherigen Versuche, intuitiv eine stabile Veränderung herbei zu führen, nicht funktionierten. Der entscheidende Schritt zu einer neuen Erkenntnis war unseres Erachtens das gemeinsame (kollektive) Bewusstwerden dessen, dass Alvins Wünsche und Bedürfnisse nur ‚empathisch, das heißt jenseits einer nur sprachlichen Kommunikation' (v. Uexküll, 2002) in Erfahrung gebracht werden konnten.

Wenn wir in diesem Zusammenhang intuitiv und empathisch charakterisieren wollen, so kann mit **intuitiv** das beschrieben werden, was Piaget das ‚kognitiv Unbewusste' genannt hat (Piaget, 1972). Nur das ,kognitiv Unbewusste' ist dem bewussten Denken und damit der Sprache zugänglich. Im Unterschied dazu umschreibt ,empathisch' das Vermögen, sich einzufühlen. In unserem Beispiel bedeutet **empathisch** das Einfühlen in das Erleben einer Beziehung zu einer Zeit, für die wir infolge der eigenen (infantilen) Amnesie kein bewusstes Erinnern haben. Wir können aber das Erleben des Fetus mit Hilfe des beschriebenen Modells rekonstruieren. Das Modell erlaubt uns, in der Phantasie dabei zu sein. V. Uexküll und Wesiack definieren Phantasie

,als die Fähigkeit eines Lebewesens, Vorgänge seiner Umgebung als Zeichen zu deuten, die auf Objekte eines –seine Bedürfnisse befriedigenden- Verhaltens hinweisen' (1998).

Wenn wir (in der Phantasie) vom Verhalten (als einem Teil des Interaktionssystems) auf Erleben (als Qualität der Wahrnehmung) der Beziehung schließen, dann ist diese Korrelation als Rekonstruktion eines Zeichenprozesses (mit Hilfe des Modells) zu verstehen. Erst durch die Rekonstruktion sind wir in der Lage, auf der Ebene der Symbole und Bilder eine gemeinsame Wirklichkeit herzustellen.

Das empathische Einfühlen setzt Schulung voraus, die befähigt, einen ,*Vorstellungsraum in der Zeit'* zu entwickeln, ein Narrativ (v. Uexküll, 2002).

Damit wurde die Moderation begonnen. Das theoretische Wissen und die Möglichkeit, innerhalb eines gemeinsamen Modells, die Interaktionen mit Alvin zu reflektieren, erlaubte es, das bisherige Handeln in einen neuen Bezugsrahmen zu setzen. Hiermit eröffnete sich eine neue Möglichkeit, den ,Vorstellungsraum in der Zeit', das Narrativ zu verändern, zu erweitern und zu ergänzen. Die Veränderung seines Verhaltens, die in der Folge beobachtet werden konnte, lässt uns erkennen, dass seine Entwicklung eine neue Richtung bekam.

Wir vermuten, dass im Team die Beziehung zu Alvin sich kollektiv veränderte. Im Unterschied zur Situation vor der Moderation erlebte Alvin jetzt Kontinuität im Netz der Beziehungserfahrungen, so dass seine Systeme offensichtlich lernten, den ,Körper-Affekt' zu gliedern, so dass sich die Fähigkeit zur Gliederung von Gefühlserfahrungen trotz der Fehlbildung des Kortex entwickelte. Die Veränderung des Narrativs im Team bildete einen veränderten Kontext für die Prozesse der Beziehungsgestaltung. Als Ergebnis wurden die Prozesse ein Ganzes, sie bildeten ein System, das als eine emergente Eigenschaft eine gemeinsame Wirklichkeit mit den (unterschiedlichen) interpersonellen Beziehungen hervor brachte.

Konkret veränderte sich sein Verhalten. Er wurde zunehmend ruhig, zufrieden und freundlich. Das stabilisierte sich soweit, dass es auch unter einer schweren Belastung durch eine Operation erhalten blieb. [...]

Konklusion

[...] Auf Grund eigener Erfahrungen in der Behandlung von Intensivpatienten wissen wir, dass von der Umsetzung des Modells der Beziehung zwischen Organismus und Umwelt in die diagnostisch-therapeutische Praxis sowohl die Patienten als auch die Angehörigen als auch das Behandlungsteam sehr profitieren. Bei allen Patienten, die ‚Beziehung basiert' behandelt wurden, verlief die Entwicklung im Vergleich zur herkömmlichen Behandlung und Rehabilitation ungewöhnlich positiv (näheres siehe bei Emmerich und Sauer, 2003). [...]

Eine qualitativ bedeutsame Veränderung konnte dadurch erreicht werden, dass zuerst alle Beteiligten die eigenen Erfahrungen im Erleben der Beziehung anhand des gemeinsamen Modells zu dem Kind reflektierten."[20]

Das Gehirn – ein „Beziehungsorgan"

Das menschliche Gehirn organisiert und entwickelt sich „in Auseinandersetzung mit seiner physischen und sozialen Umwelt".[21] So plädieren auch wir für „ein bio-psycho-soziales Entwicklungsmodell, das von einem Kontinuum unterschiedlich balancierter, biologischer und sozialer Entwicklungsdeterminanten ausgeht – *je kleiner und unreifer das Kind ist, desto größer ist der entwicklungsbestimmende Faktor biologischer Voreinstellungen; je weiter es heranreift, desto relativ größer wird der entwicklungsdeterminierende Faktor der sozialen Interaktion in einer Umwelt, zu der das Kind gehört und in die es hineinwächst.*" (ebd.; Hervorhebungen geändert)

Ausführlich wird der dynamische Zusammenhang der biologischen und psychosozialen Momente sowie *die relative Verschiebung dieser Gewichte* in der menschlichen Entwicklung im Werk von Jean Piaget diskutiert.[22] Nach Piaget „sind die ‚Formen' der Organisation der Lebewesen [...] nicht von ihrem

20 Sauer, M. / Emmerich, S. (2006). Das Schicksal der Beziehung im Kontext von Krankheit und Behinderung. Zeitschrift für Psychotraumatologie und Psychologische Medizin 3. 11-26. Darin erwähnt/zitiert: Deacon, T.W. (1997). The symbolic species. The co-evolution of language and brain. New York: Norton. ■ Emmerich, S. & Sauer, M. (2003). Psychotherapie bei Schädigungen des Zentralnervensystems. Psyche – Zeitschrift für Psychoanalyse, 7, 612-638. ■ Fischer, G. & Riedesser, P. (1998). Lehrbuch der Psychotraumatologie. München: Reinhardt. ■ Lagercrantz, H. (2002). Preface. In H. Lagercrantz, M. Hanson, P. Evrard & C.H. Rodeck (Hg.), The newborn brain. Cambrigde: University Press. ■ Maturana, H. (1970, 1982). Biologie der Kognition In: Maturana Erkennen. Die Organisation und Verkörperung der Wirklichkeit. Braunschweig: Vieweg. ■ Piaget, J. (1972). Das kognitiv Unbewusste. Probleme der Entwicklungspsychologie, 31-45. ■ Sauer, M. & Emmerich, S. (2005). Bewusstsein und die Veränderung des Bewusstseinsmodus in existentiellen Grenzsituationen – eine zeichentheoretische Betrachtung. Kinderanalyse. Zeitschrift für die Anwendung der Psychoanalyse in Psychotherapie und Psychiatrie des Kindes- und Jugendalters, 296-328. ■ Simon, F.B. (1993). Unterschiede, die Unterschiede machen. Frankfurt. Suhrkamp. ■ Stern, D.N. (1985, 1994). Die Lebenserfahrung des Säuglings. Stuttgart. Klett-Cotta. ■ v. Uexküll, Th. (2002). Integrierte Medizin – ein lernendes Modell einer nicht-dualistischen Heilkunde. In Ders., W. Geigges & R. Plassmann (Hg), Integrierte Medizin (S. 3-21). Stuttgart Schattauer. ■ v. Uexküll, Th. & Wesiack, W. (1998). Theorie der Humanmedizin. Grundlagen ärztlichen Denkens und Handelns. München: Urban & Schwarzenberg.

21 Markowitsch, H.-J. / Welzer, H. (2005). Das autobiographische Gedächtnis. Hirnorganische Grundlagen und biosoziale Entwicklung. Stuttgart: Klett-Cotta. Vgl. Mosetter, K. / Mosetter, R. (2010). Myoreflextherapie – Band 2. Regulation für Körper, Erleben und Gehirn. Konstanz: Vesalius.

22 Piaget, J. (1992). Biologie und Erkenntnis. Über die Beziehungen zwischen organischen Regulationen und kognitiven Prozessen. (1967, Biologie et connaissance. Editions Gallimard) (3. Auflage; 1. Auflage 1974) Aus dem Französischen von Angelika Geyer. Frankfurt a.M.: S. Fischer. ■ Vgl. Kesselring, T. (1981). Entwicklung und Widerspruch. Ein Vergleich zwischen Piagets genetischer Erkenntnistheorie und Hegels Dialektik. Frankfurt a.M.: Suhrkamp. ■ Kesselring, T. (1984). Die Produktivität der Antinomie. Hegels Dialektik im Lichte der genetischen Erkenntnistheorie und der formalen Logik. Frankfurt a.M.: Suhrkamp.

materiellen und energetischen Inhalt zu trennen." (ebd.) Gleichwohl vollziehen sie im Laufe der Entwicklung eine sukzessive Lostrennung. Diesen Zusammenhang entfaltet Piaget bei der Beschreibung und Begründung der Entwicklung und Reifung des Menschen. Diese offenbart eine graduelle Trennung von Form und Inhalt. (ebd.)

„Auf der Ebene des Instinkts, der sensomotorischen Funktionen und der Wahrnehmung zeichnet sich eine solche Trennung erst schwach ab [...] Im Gegensatz dazu beobachten wir auf der Ebene der Intelligenz beim menschlichen Kind eine zunehmende Trennung von Form und Inhalt." (ebd.)

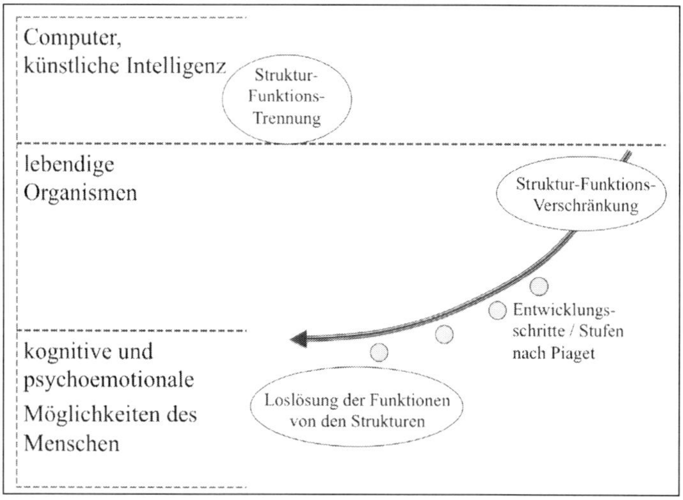

Während beim Computer eine Trennung von Struktur (Hardware) und Funktion (Software) gegeben ist, zeichnen sich lebende Systeme durch eine spezifische Untrennbarkeit der Struktur-Funktions-Verschränkung aus. Die psychomotorische, psychoemotionale und kognitive Ontogenese des Menschen wiederum offenbart eine zunehmende Lostrennung physischer Strukturen und mentaler Funktionen.

Umgekehrt kann man sagen: Je „unreifer", „entwicklungsverzögerter" und „je schwerer krank" ein Kind ist, desto größer ist der entwicklungsbestimmende Faktor biologischer (neuromuskulärer, neurophysiologischer und neurobiochemischer) Voreinstellungen und Dysbalancen.

Die Beschreibung von Entwicklungsverzögerungen und Krankheiten bei Kindern darf jedoch nicht falsch verstanden und einseitig gedeutet werden. Eine Deutung legt nahe, dass nun – nach dem Rückstand beziehungsweise Ausfall von einzelnen Verhaltens-Bausteinen und Inhalten – die körperliche Sphäre isoliert funktioniert. Krankheit und Entwicklungsverzögerung bedeuten dann letztlich, „dass etwas *fehlt*, dass bestimmte Funktionen ausfallen".[23] Therapie bedeutet dann, fehlende oder verlorene Einzelheiten wieder dazu zu

23 Waldenfels, B. (2000). Das leibliche Selbst. Vorlesungen zur Phänomenologie des Leibes. Frankfurt a.M.: Suhrkamp.

lernen oder hinzu zu geben. Eine andere Deutung legt den „Verlust einer Erkenntnisform" und eines regulierenden Überbaus nahe, bei dem das betroffene Kind dann fixiert bleibt beziehungsweise „zurücksinkt auf die Stufe der Körpermechanismen". (ebd.)

Diese beiden Deutungen beschreiben Verhalten und Wahrnehmen so, dass diese „von oben" (kognitiv, mental) und „von unten" (biologisch) „verzerrt" erscheinen; „von oben, weil man intellektuellen Fähigkeiten zuschreibt, was viel elementarer beschaffen ist [...] von unten, weil man von bestimmten Daten ausgeht und damit die Erfahrung schon auf der elementarsten Stufe vereinfacht" (ebd.).

In einer phänomenologisch-ökologischen Sichtweise kann man jedoch nicht „mit einem Unterbau und einem Überbau operieren, sondern muss *mit einer ‚dritten Dimension' rechnen, die weder rein physiologisch noch rein psychologisch wäre, und darinnen können dann Trennungen, Dissoziationen, Spaltungsprozesse auftreten, sodass das eine oder andere sich ablöst in dieser oder jener Richtung.*" (ebd.; Hervorhebung geändert)

Diese dritte Dimension ist das ursprüngliche In-Beziehung-sein *mit sich selbst*, *mit der Mitwelt* und *mit der Umwelt*

Mit der *Mitwelt* sind die Mitmenschen gefordert – und so vor allem auch die begleitenden und behandelnden Therapeuten und Ärzte. Noch einmal sei der Leitsatz vom Martin Buber zitiert: „Wer Du spricht, hat kein Etwas zum Gegenstand. Wer Du spricht, hat kein Etwas, hat nichts. Aber er steht in der Beziehung." (s.o.)

Neuronenaktivitäten sind immer Aktivitäten *einer Person*. Also nicht nur im Sinne der dritten Person („der Patient weist diese und jene Hirn-Aktivitäten oder Besonderheiten auf"), sondern auch im Sinne der zweiten Person (des „Du"). Ein Naturwissenschaftler oder ein Therapeut kann sich eine Meinung über ein bestimmtes Gehirn-Bild bilden; zugleich jedoch ist von ihm eine Einstellung gegenüber der betroffenen Person gefordert. Der Patient als zweite Person ist Ko-Subjekt. Er sieht sich „als leidendes Subjekt gewürdigt" – und nicht „als ‚Werkstück' verobjektiviert".[24]

"Der Beobachter physikalischer Phänomene ist Interpret seiner Beobachtungen. Der Beobachter lebender Systeme muss ‚Meta-Interpret' sein, d.h. er muss die Interpretation der beobachteten Lebewesen [seine Situation und Wirklichkeit] interpretieren."[25] Der Therapeut diagnostiziert und behandelt mit bestimmten Techniken. Zugleich jedoch steht er immer in einer Beziehung, in Kommunikation. Er betreibt sowohl Therapie als auch Meta-Therapie.

Mit dieser Grundhaltung will sich auch dieses Buch verstanden wissen. Gemeinsam mit den Betroffenen (mit den Kindern/Eltern) bezieht sich der Therapeut auf die medizinische Sachlage. Medizinische Anweisungen werden nicht autoritär erteilt, sondern aufgezeigt, gemeinsam gesehen und eingesehen.

---

24 Sauer, M. / Emmerich, S. (2006). Das Schicksal der Beziehung im Kontext von Krankheit und Behinderung. Zeitschrift für Psychotraumatologie und Psychologische Medizin 3. 11-26. S.13.

25 Uexküll, T.v. / Wesiack, W. (1996). Wissenschaftstheorie. Ein bio-psycho-soziales Modell. In: Uexküll, T.v. u.a. (Hrsg.) (1996). Psychosomatische Medizin. (5. Aufl.). München, Wien, Baltimore: Urban & Schwarzenberg. 13-51. S.26.

(Also nicht nach dem Motto: „Es ist verboten, sich aus dem Fenster zu lehnen!" Sondern in Bezug auf ein Drittes, das Sachthema. Nach dem Motto: „Es ist lebensgefährlich, sich aus dem Fenster zu lehnen!")

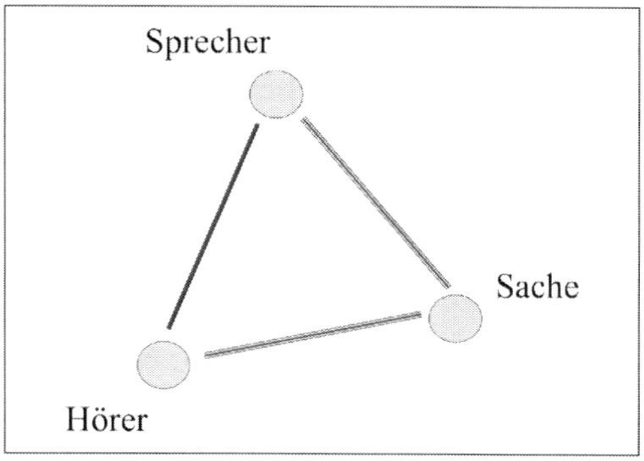

Das semiotische Dreieck

Das Kind steht dabei in Beziehung zu seinen Eltern und zum Therapeuten. Der Therapeut kommuniziert mit den Kindern und Eltern offen: Die Sachlage teilt er immer mit Blick auf ihr positives Veränderungspotential mit – also nicht defizitorientiert.

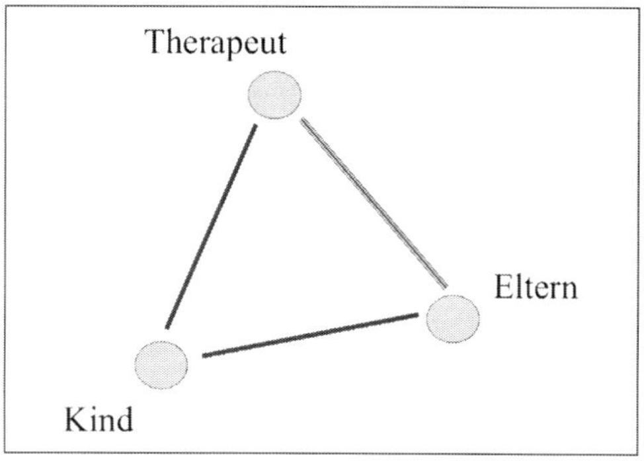

Das Dreieck der „gemeinsamen Wirklichkeit"

„Wenn man Fragen stellt, so erhält man Antworten darauf, aber weiter nichts."[26] Wollen wir mehr erfahren und das Feld produktiv eröffnen, müssen wir den Kindern und Eltern vor allem die Möglichkeit geben, ihre subjektive Sicht zu schildern. Wir entscheiden uns für den sog. „narrativen Erkenntnismodus" – „Lebenssituation und Umweltbeziehungen, Belastungen und Anpassungsbemühungen [...] stellen sich ‚wie von selbst' als Ensemble dar."[27]

26 Michael Balint. In: Köhle, K. / Koerfer, A. (2011). Das Narrativ. In R. H. Adler, W. Herzog, P. Joraschky, K. Köhle, W. Langewitz, W. Söllner & W. Wesiack (Hrsg.). Psychosomatische Medizin. Theoretische Modelle und klinische Praxis (S. 359-375). München: Urban & Fischer. S. 366

27 Köhle, K. / Koerfer, A. (2011). Das Narrativ. In R. H. Adler, W. Herzog, P. Joraschky, K. Köhle, W. Langewitz, W. Söllner & W. Wesiack (Hrsg.). Psychosomatische Medizin. Theoretische Modelle und klinische Praxis (S. 359-375). München: Urban & Fischer.

Dieses Sprechen und Gehört-Werden ermöglicht die (Wieder-)Herstellung von Sinnkohärenz und Orientierung in einer mit dem Therapeuten geteilten, *gemeinsamen Wirklichkeit.* Jene werden bei entwicklungsverzögerten Kindern und bei der Betreuung von entwicklungsverzögerten Kindern häufig irritiert oder (traumatisch) unterbrochen. Das Erzählen-Können ermöglicht es den betroffenen Kindern und Eltern, sich (wieder) „als Agent, als Autor" ihres Verhaltens und ihrer Entscheidungen zu erleben.

„Schöpferisches" Blicken und Mitteilen sowie offenes Fragen, Zuhören und Erkunden können so auch den Eltern zu einem anderen Sehen verhelfen. Das Kind kann ein produktives Gesehen-Werden erfahren.

„Entwicklungsfenster" und „sensible Phasen"

Grundsätzlich geht man davon aus, dass die Entwicklung neuronaler Schaltkreise sogenannte „Entwicklungsfenster" („sensible Phasen", „kritische Perioden") aufweist. In diesen Fenstern können die heranreifenden Säuglinge und Kinder sehr schnell und leicht Neues lernen: Räumliches Sehen, Gesichter Erkennen, Laufen, Sprechen, usw. Am Ende der jeweiligen Phasen „schließen" sich diese Fenster wieder. Danach wird es sehr schwierig oder auch unmöglich, im jeweiligen Funktionsbereich noch Neues zu entwickeln und zu lernen.

Hubel und Wiesel erhielten für ihre Forschungen[28] 1981 den Nobelpreis. Sie „untersuchten als Erste die neuronalen Grundlagen kritischer Perioden. In den frühen 1960er Jahren entdeckten sie zunächst, dass im erwachsenen Gehirn viele Zellen des visuellen Kortex auf Signale aus nur einem Auge reagieren. Als sie bei Katzenjungen eines der Lider zeitweise verschlossen hatten, antworteten in der Folge einzelne Neurone, die normalerweise Informationen des betreffenden Auges verarbeiteten, nur noch auf Signale aus dem anderen. Dies konnte zur Amblyopie führen – die Kätzchen erblindeten einseitig. Die gleiche Prozedur bei ausgewachsenen Tieren hatte hingegen keinen Effekt. Damit hatten Hubel und Wiesel gezeigt, dass Hirnzellen der Sehrinde während der ersten Lebensmonate regelrecht programmiert werden."[29]

Insbesondere Takao Hensch vom Department of Neurology des Boston Children's Hospital konnte mit seinem Team in den letzten 15 Jahren jedoch aufzeigen, dass diese „Entwicklungsfenster durchaus wieder aufgestoßen werden" können. (ebd.)

Es zeigte sich, dass vor allem das GABAerge und das cholinerge System einen wichtigen neurobiochemischen Einfluss auf das Öffnen und Schließen der Entwicklungsfenster nehmen.

So konnte bei Mäusen gezeigt werden, dass das Molekül Lynx1 die Wirkung des Neurotransmitters Azetylcholin dämpft; dann wird das Ende einer kritischen Periode eingeleitet. Wird die Wirkung von Lynx1 pharmakologisch gebremst (und kann Azetylcholin so ungehindert seine Wirkung entfalten),

---

28 Wiesel, T.N. / Hubel, D.H. (1963). Single-Cell Responses in Striate Cortex of Kittens Deprived of Vision in One Eye. J Neurophysiol 26. 1003-17.

29 Bardin, J. (2013). Neuronale Plastizität. Alles zu seiner Zeit. Gehirn & Geist 1. 52-57.

scheint die neuronale Plastizität weiterhin möglich.[30]

Auch unter der Bedingung eines GABA-Defizits entwickelt sich die Amblyopie, wie sie Hubel und Wiesel erzeugt haben, nicht.[31]

Aber auch beim Menschen kann die Plastizität wieder hergestellt werden. Neue Entwicklungsfenster können sich auch allein aufgrund funktionaler Reizkonstellationen wieder öffnen. Wird bei erwachsenen Amblyopie-Patienten das funktionsfähige Auge verdeckt und das „blinde" Auge intensiv trainiert, so kann das räumliche Sehen deutlich verbessert und nachgelernt werden.[32]

Mit Hilfe von sinnvoll kombinierten Therapie- und Aktivitäts-Angeboten können so sensible Entwicklungs-Phasen gleichsam nachgeholt oder auch wiederholt werden.

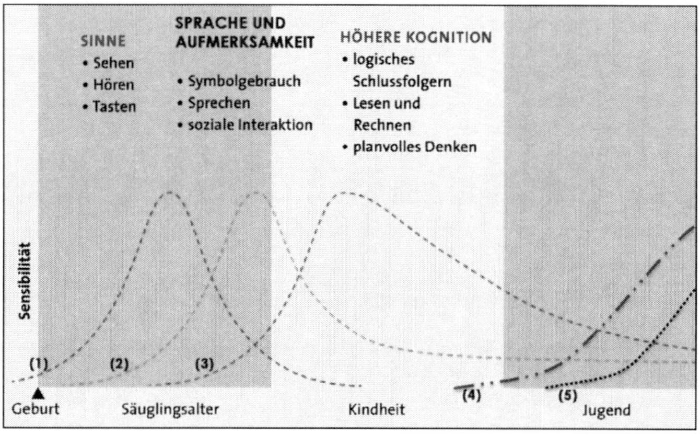

Die „Entwicklungsfenster" und Entwicklungskurven für die verschiedenen Sinnesleistungen (1), für Sprache und Sprechen (2) und für das Denken (3) öffnen und schließen sich in „sensiblen Phasen". Diese Entwicklungsfenster können jedoch auch nachträglich eröffnet werden (4 und 5); verzögerte und fehlende Entwicklungsschritte können so nachgeholt werden.[33]

Die Entwicklung dieser zentralen Lernprozesse erfordert eine Reihe notwendiger Bedingungen. Darüber hinaus gibt es mehrere stützende, förderliche Rahmenbedingungen.

Notwendige Voraussetzung für die Eröffnung von Entwicklungs- und Lernfenstern ist ein stress- und angst-freies Setting mit Empathie. Mangelnde emotionale Sicherheit und unsichere Bindungserfahrungen, Reizarmut (De-

30 Morishita, H. / Miwa, J.M. / Heintz, N. / Hensch, T.K. (2010). Lynx1, a cholinergic brake, limits plasticity in adult visual cortex. Science 330(6008). 1238-40.

31 Hensch, T.K. / Fagiolini, M. / Mataga, N. / Stryker, M.P. / Baekkeskov, S. / Kash, S.F. (1998). Local GABA circuit control of experience-dependent plasticity in developing visual cortex. Science 282(5393). 1504-8.

32 Li, R.W. / Ngo, C. / Nguyen, J. / Levi, D.M. (2011). Video-game play induces plasticity in the visual system of adults with amblyopia. PLoS Biol 9(8). e1001135.

33 Abb.: Bardin, J. (2013). Neuronale Plastizität. Alles zu seiner Zeit. Gehirn & Geist 1. Seite 55. Modifiziert und ergänzt (die Kurven „4" und „5") von K.u.R.M.

privation) und Reizüberflutung, soziale Isolation und Stress stellen schädliche Entwicklungsbedingungen dar. In einem sicheren Beziehungs- und Bindungs-Rahmen können neue, unerwartete und ungewöhnliche Erfahrungen die Lern-Neugier hervorlocken.[34]

Crossmodale und intersensorische Stimulationsmuster können Orientierungs-, Ausrichtungs- und Aufmerksamkeits-Muster für neue Entwicklungsschritte öffnen und erweitern.[35] Im Sinne von neuronalen Nachfrage- und Bedarfsmeldungen können Anpassungsleistungen und neurophysiologische Entwicklungsprozesse (wieder-)eröffnet und von innen heraus angeregt werden.[36]

Dies spiegelt sich in entsprechenden Neurotransmitter-Mustern wider. Cortisol, CRH und Noradrenalin, ein erhöhter dysfunktionaler Sympathikotonus und zellulär niedrige Energiestände hemmen Entwicklungs- und Lernprozesse. Angst und Distress mit dysregulierten Aktivitäten der rechtshemisphärischen Amygdala hemmen Neuroplastizität, Lern- und Entwicklungsprozesse.

In speziellen EEG-Ableitungen (nach Haffelder) korreliert dies mit hohen „Stressflanken", rechtshemisphärisch reduzierten Aktivitäten der linken Hemisphäre und Verbindungsstörungen zwischen einzelnen Hirnarealen. Im Extremfall können sogar Todstellreflexmuster sichtbar werden.[37]

Acetylcholin, GABAerge Transmission, ausgewogene Parasympathikus- und Sympathikus-Aktivität leiten Entwicklungsschritte ein.[38]

Acetylcholinausschüttungen können über Basale Stimulation, Myoreflextherapie, Neuroaktive Musik nach Haffelder und neurbiochemisch/physiologisch gezielte Gaben von Galactose, Ribose und Phosphatidylcholin stimuliert werden.[39]

GABAerge Transmissionen werden über entstresstes Lernen, motorisches Lernen, Meditation, Gebet und Ansteuerungen über das linkshemisphärische Stirnhirn gestützt.

Die Nahrungsergänzung (Supplementierung) durch Galaktose, Glutathion und Glutamin kann die Verfügbarkeit von GABA wesentlich verbessern. Pa-

---

34 Grossmann, K.E. / Grossmann, K. (2003). Das eingeschränkte Leben. Folgen mangelnder und traumatischer Bindungserfahrungen. In: Gebauer, K. / Hüther, G. (Hrsg.) (2003). Kinder brauchen Wurzeln. Neue Perspektiven für eine gelingende Entwicklung. Düsseldorf: Walter. 35-63. ■ Hüther, G. (2003). Die Bedeutung emotionaler Sicherheit für die Entwicklung des Gehirns. In: Gebauer, K. / Hüther, G. (Hrsg.) (2003). Kinder brauchen Wurzeln. Neue Perspektiven für eine gelingende Entwicklung. Düsseldorf: Walter. 15-34. ■ Streeck-Fischer, A. (2003). Auswirkungen von Mißhandlung und Mißbrauch in der Entwicklung. In: Gebauer, K. / Hüther, G. (Hrsg.) (2003). Kinder brauchen Wurzeln. Neue Perspektiven für eine gelingende Entwicklung. Düsseldorf: Walter. 79-89.

35 Mosetter, K. / Mosetter, R. (2010). Myoreflextherapie – Band 2. Regulation für Körper, Erleben und Gehirn. Konstanz: Vesalius.

36 Lehmann, K. / Butz, M. / Teuchert-Noodt, G. (2005). Offer and demand: proliferation and survival of neurons in the dentate gyrus. Eur J Neurosci. 21(12). 3205-16.

37 Haffelder, G. (2012). Frühkindliche Traumatisierungen: EEG-spectralanalytische Diagnostik von geburtlichen Traumatisierungen. Konstanz: Vesalius.

38 Rudolph, U. / Möhler, H. (2006). GABA-based therapeutic approaches: GABAA receptor subtype functions. Curr Opin Pharmacol. 6(1). 18-23.

39 Mosetter, K. / Simon, W.A.. / Probost, T. / Cavelius, A. (2013). Zucker. Heimliche Killer. München: Gräfe/Unzer.

rallel zu diesen Aktivitätsspektren können diese Supplementierungen die neurotoxischen, entwicklungs-abbrechenden Aktivitäten von Ammoniak sowie oxidative Stressmoleküle abfangen. Sie können zudem den übergeordneten Lern- und Neurotransmitter NO physiologisch stimulieren.[40]

Spielerische, multimodale und multisensorische Reize bieten „überraschende“ und den Organismus im positiven Sinne „störende“ Lern-Aufgaben und –Nachfragen. Töne, Musik, Hör-Fühlen, taktile und willkürmotorische Therapiekonstellationen erweisen sich als geeignete, hilfreiche Methoden. Sehr deutlich profitiert dabei das Sehen (visuelles System, Blickmotorik, Augen).

Von Bedeutung sind ferner zentrale Effekte der Myoreflextherapie für die Optimierung des Muskelsinns und des vestibulären Systems (Gleichgewichts-Sinn).

Lara

Am 07.05.2012 wird Lara von ihrer Mutter in Begleitung ihrer Großmutter in unserem Zentrum für interdisziplinäre Therapien in Gutach vorgestellt. Lara ist im Januar 2012 geboren und wurde als „Schrei-Baby“ kategorisiert.

Laras Nacken erscheint zu kurz, die Ohren sitzen relativ tief, das Köpfchen ist nach der „Schokoladenseite“ links gedreht. Die relative Überstreckung im Nacken nach hinten ist mit einer hypertonen Beugehaltung im Becken verwoben. Im Schreien überstreckt und wirft Lara ihren Nacken noch ausgeprägter nach hinten.

Interventionen der Behandlung:

1. Mm. scaleni – Atlas
2. kurzen Nackenstrecker
3. Kopfdreher und –wender
4. Zwerchfell
5. Hüftbeuger
6. M. quadratus lumborum
7. Adduktoren
8. Kaumuskeln

Resultate vom 20.06.2012

Nach einer wesentlichen Besserung des Schreiverhaltens und der Symmetriestörungen in den Kopfgelenken ist Lara am Ende der zweiten Behandlung – welche alle regulativen Punkte der ersten Sitzung wiederholt – fröhlich, aufgerichtet, in allen Funktionen der Kopfgelenke frei beweglich, sowie auch im Becken und der Lendenwirbelsäule physiologisch in regelrechter Tonussymmetrie.

---

40 Mosetter, K. (2014 [in preparation]). Neurowissen: Multiple Sklerose – Entstehung und kausale Behandlung. Mitarbeit Viktor von Toenges und Wolfgang A. Simon. Konstanz: Vesalius.

Luca

Mitarbeit von Gerhard Maier

Luca M. wurde am 15.2.2011 geboren. Die erste Konsultation in unserem Zentrum für interdisziplinäre Therapien in Gutach (Schwarzwaldbahn) findet am 24.10.2011 statt. Im Vordergrund steht die Symptomatik eines KISS Syndroms und die Diagnose einer Dysplastischen Niere links mit folgendem Befundbericht.

Befundbericht des Schwarzwald-Baar-Klinikums:

Wir berichten Ihnen über unseren gemeinsamen Patienten, der sich am 12.7. und 14.7. 2011 in unserer ambulanten Behandlung befand.

Diagnose: Dysplastische Niere links

MCU: VUR III.° links

ING STR nach Oberhausen li. 26%, re. 74% nach Lasix Gesamtabfluss li. 84%, re. 90%

Anamnese: die Vorgeschichte setzen wir freundlicherweise als bekannt voraus. Bei sonographisch kleiner Niere links mit dilatiertem Nierenbecken erfolgte die Vorstellung zur weiteren Diagnostik mit MCU und Nierenszintigraphie.

Sono Niere/Blase vom 12.07.2011: Harnblase nur wenig gefüllt. Retrovesikal links ist der Ureter auf etwa 6 mm aufgeweitet, rechts nicht abgrenzbar. Rechte Niere orthotop gelegen, regelrechte Echogenität und Struktur. Keine Aufweitung des Nierenbeckenkelchsystems, Nierenvolumen rechts mit ca. 28 ml im Normbereich. Links ist die Niere deutlich kleiner (ca. 8 ml), Mark-Rinden-Differenzierung erkennbar. Das Nierenbecken ist extrarenal bis auf 1 cm aufgeweitet, auch der Ureter ist dilatiert (ca. 6 mm). Nierenbeckenwand betont.

Beurteilung der Sonographie: Vesikoureteraler Reflux mindestens Grad 3 links. Verdacht auf zusätzliche Enge am pyeloureteralen Übergang. Der Katheter wurde für die am selben Tag noch durchzuführende Szintigraphie belassen.

Beurteilung der NUK-Szintigraphie: Verminderte, vermutlich volumenadäquate Partialfunktion der kleineren Niere. Allenfalls gering verzögerter Abfluss beidseits mit guter Reaktion auf Lasix; kein Hinweis auf eine Obstruktion.

Konsensus vom urologischen Kolloquium vom 25.07.2011:

Befund: Hydronephrose links

VUR III.°links

Beurteilung: dysplastische refluxsive linke Niere
Empfehlungen: Gewichtsadaptierte antibiotische Dauerprophylaxe mit Cefaclor Saft. Kontrollsonographie der Niere alle 3 Monate. Monatliche Urinkontrollen.

Kontrolle der Nierenszintigraphie und des MCU mit 18 Monaten.

Erweiterte Anamnese und Untersuchungsbefunde: Auf die Frage nach eventuellen Geburtskomplikationen berichtet Lucas Mutter über eine komplikationsreiche Geburt mit Saugglocke. Besonders auffällig war und sind die Schädeldeformationen über den Ohren mit starken Impressionen, links ausgeprägter als rechts, zwischen Scheitel- und Schläfenbein. Tatsächlich erscheint das Os temporale und die sutura lamdoidea, links mehr als rechts, stark nach innen gedrückt deformiert. Die Kopfhaltung ist bis heute durch den Blick und die Drehung nach links, sowie durch eine gewisse Überstreckung nach hinten geprägt. Speziell vor dem Einschlafen, oder wenn er müde oder erkältet ist, wird diese Überstreckung stärker. Die manuell orthopädische Untersuchung ergibt eine globale Einschränkung der Kopfgelenksfunktionen. Die Gelenkebene C0/C1 ist ebenso blockiert wie die Rotation über den Ebenen C1/C2, bei weniger als 5° nach rechts und 30° nach links. Die Seitneige im Segment C2/C3 ist nach rechts nicht möglich. Die Position des Atlas ist nach links rotiert, mit Verlagerung des Atlasquerfortsatzes rechts nach cranial ventral, und dem Atlasquerfortsatz links nach caudal dorsal. Der Befund eines KISS Syndroms mit Schädelasymmetrie erscheint auch heute noch sehr ausgeprägt.

Interpretation: Diese Symptomatologie ist nicht unabhängig von der Leitdiagnose der Hydronephrose und dem Vesikourethralen Reflux. Das urogenitale System und seine zugeordneten Hirnareale stehen im Zusammenhang mit den durch die Schädelasymmetrie beeinträchtigten Hirnregionen. Dies betrifft den Schläfen-Scheitel-Lappen (die temperoparietalen Cortexfelder) sowie die Region der Körper- und Organ-Eigenwahrnehmung (den insulären Cortex). Die Kompressions-Störung betrifft so bei Luca das entscheidende Hirnareal für die Repräsentation der Homöostase und der Organe, des Energie- und Elektrolythaushalts und für die Regulation des autonomen Nervensystems.

Therapeutische Strategie: Die neuromuskuläre Führung der muskelinduzierten Symmetriestörung der Kopfgelenke und des Schädels soll die vegetative Ansteuerung des Urogenitalsystems regulativ stabilisieren. Die führenden funktionell anatomischen und neuroanatomischen Strukturen des Urogenitaltraktes wurden myoreflextherapeutisch stimuliert. Im Sinne einer physiologischen Entwicklungsaktivierung sollen Lucas Entwicklungsverzögerungen nachreifen.

1. M. iliopsoas mit direkter Führung der Nierenlager und der Harnleiter im Retroparitonealraum
2. Bauchmuskeln im funktionellen Vorderwandsystem der Blase
3. Plexus lumbalis in den tiefen Schichten des M. iliopsoas-Systems
4. N. genitofemoralis im funktionsanatomischen Kontext
5. Plexus sacralis mit den Ausläufern des N. pudentus in der neuromuskulären Engstelle des M. piriformis und des M. obturatorius internus
6. Segmentale und Headsche Reflexzonen für Niere, Blase und ableitendes Harnwegssystem
7. Parasympathische Regulation und Stimulation der autonomen Blasen- und Nierensteuerung
8. Zwerchfell und Atemhilfsmuskeln im funktionellen Zusammenhang mit dem M. iliopsoas-System

9. N. vagus, N. hepaticus, Ganglion coeliacum und mesenterica inferior für eine stabile Homöostase.

Als Infektprophylaxe werden nicht Antibiotika mit Resistenzentwicklungsrisiko, sondern 3 x täglich 1,5 g Mannose eingesetzt. Mannose wirkt prophylaktisch und therapeutisch bei Harnwegsinfekten.

Brief der Kinderärztin vom 12.03.2012:

Anamnestisch keine symptomatischen Harnwegsinfekte.

Somatisch und psychosozial gut altersgerecht entwickelter Junge in sehr guten AZ / EZ, noch teilgestillt, äußerst fröhlich und aufgeschlossen. Durch gute Kooperation von Mutter, Großmutter und Kind gelingt die sonographische Untersuchung, trotz großem Bewegungsdrang in diesem Alter, zufriedenstellend.

Beurteilung und Empfehlung: Die linke Niere ist weiterhin deutlich kleiner, aber im Verhältnis wie die rechte Niere weiter gewachsen. Auf dem v. Weitzel erstellten Normogramm des Volumens der linken und rechten Niere in Relation zum Körpergewicht, wächst die linke Niere knapp unter der untersten, die rechte Niere zwischen oberer und mittlerer Kurve. Im Vergleich zu dem Vorbefund im Juli 2011 keine Zunahme der Uretererweiterung am pyeloureteralen Übergang, extrarenal und restrovesikal.

Ich halte die empfohlen Kontrolluntersuchung für die Neueinschätzung des VUR und der Frage ob eine relevante zusätzliche Enge am pyeloureteralen Übergang vorliegt, für sinnvoll. Da die linke Niere im Verhältnis mitgewachsen ist und die Ureterdilatation nicht messbar zugenommen haben, wäre zu überlegen, zunächst eine Kontrollsonographie mit Refluxprüfung am Zentrum der Erstdiagnose in Villingen zu vereinbaren, mit der Frage der Dringlichkeit weiterer Untersuchungen. Bis dahin halte ich regelmäßige (1 monatlich) Urinkontrollen zur Einschätzung des Infektionsrisikos für das weitere Zeitmanagement für eine sinnvolle Diagnostik.

Zwischenergebnisse vom 20.6.2012

Nach nur zehn Behandlungen ist Luca bis heute völlig infektfrei, ohne antibiotische Dauerprophylaxe. Nieren- und Blasenfunktion sind absolut unauffällig normal. Die Symptomatologie des KISS-Syndroms hat sich weitgehend verwachsen und die Schädelasymmetrien haben sich wesentlich gebessert. Luca ist äußerst wach, selbständig, fröhlich und fällt durch außergewöhnlich gute Aufmerksamkeit auf.

Die Behandlung ist selbstverständlich noch nicht abgeschlossen, regelmäßige Kontrollen der Kinderklinik werden den Heilungsverlauf weiter dokumentieren.

II Traumatisches Erleben

Traumatisierung und Disstress in der kindlichen Entwicklung

Alle Störungen, Symptome, Phänomene und Krankheiten bei Neugeborenen und Kindern sollten in einen entwicklungspsychologischen Zusammenhang eingebettet werden um wirklich hilfreiche, tiefgreifende und kausale Therapiekonzepte anbieten zu können. Sehr viele Entwicklungsverzögerungen, Reifestörungen, Verhaltensauffälligkeiten und Behinderungen haben ihre Ursache in traumatisch bedingten Entwicklungsunterbrechungen. Neuromuskuläre Regulationen und Entwicklungsaktivierung versprechen weitreichende Besserungen und Salutogenese. Mehrdimensional psychotraumatologische Konzepte verlangen ein *Miteinander* verschiedener Disziplinen, ebenso wie eine „Hand in Hand"-Arbeit zwischen Fachärzten, Kinderkrankenschwestern, Hebammen, Psychotherapeuten, Babytherapeuten und Myoreflextherapeuten. Der beseelte Körper, der Leib und das neuromuskuläre System bieten in Diagnostik, Therapie und Prävention effiziente Lösungen.

Psychotraumatische Belastungen

Die Bezeichnungen „Trauma" und „Geburtstrauma" werden von unterschiedlichen Berufsgruppen verwendet. Außer in psychologischen Fachgesellschaften sind diese Begriffe für alle Berufe um die Kinderheilkunde wichtig. In einem Buch über Kinderwissen verlangen diese Begriffe eine Aufgliederung und Erläuterung.

Vorab ist es wichtig herauszustellen, dass nicht die äußeren Ereignisse, die auf jemanden einwirken, das Trauma darstellen, sondern die Art und Weise, wie der Erlebende das traumatische Ereignis empfindet und mit diesem umgehen kann. Traumatisches Erleben ist geprägt durch schutzlose Preisgabe, Ausgeliefert-Sein, Hilflosigkeit und vor allem Handlungsunfähigkeit. Im Besonderen vitale Bedrohungen, existenziell bedrohliche Lebenssituationen ohne die Möglichkeit, sich schützen zu können, zu flüchten oder zu kämpfen, wirken sich traumatisierend aus. In Form einer Frage kann Psychotrauma wie folgt definiert werden: „Was können wir tun, wenn wir nicht mehr tun können?"

Für die weitere Entwicklung ist der traumatische Prozess nach dem Trauma entscheidend. Traumaschema und die Kompensationsversuche des Kindes prägen spezifische „Traumamuster", Bewältigungsstrategien und Symptome im Alltag.[41]

41 Fischer, G. / Barwinski, R. / Eichenberg, C. / Fischer, A. / Mosetter, K. / Mosetter, R. (2008). Zur Biosemiotik unterbrochener kommunikativer Handlungen – auf dem Weg zu einer psychotraumatologisch fundierten Psychosomatik. ZPPM 2. 9-24. ■ Fischer, G. / Riedesser, P. (2003). Lehrbuch der Psychotraumatologie. München, Basel: Reinhardt. ■ Mosetter, K. / Mosetter, R. (2005). Dialektische Neuromuskuläre Traumatherapie. ZPPM 2. 31-45. ■ Mosetter, K. / Mosetter, R. (2008). Traumatische Belastungen: Der Körper als Bühne und szenische Macht. ZPPM 1. 8-24.

Frühbelastungen – Neurodegenerative Erkrankungen

Trauma, Unglück, Isolation und Deprivation in der Kindheit erhöhen nicht nur das Risiko für Verhaltensstörungen und Entwicklungsverzögerungen in der Kindheit. Sie dringen tief in alle Ebenen des Organismus ein und bahnen und prägen auch so psychische Störungen und psychiatrische Erkrankungen im Erwachsenenalter. Starke Kindheitsbelastungen spiegeln sich auch in chemischen, biochemischen und strukturellen Veränderungen des Gehirns bis ins hohe Alter wider. Das Spektrum dieser Veränderungen reicht von dysregulierten Cortisolspiegeln bis hin zu reduzierten Volumen der grauen Substanz im Stirnhirn, des Hippocampus und des limbischen Systems. Diese Veränderungen stellen gleichzeitig eine Prädisposition für das spätere Erkranken an neurodegenerativen Prozessen im Gehirn dar. So könnte zum Beispiel gezeigt werden, dass die ursächlichen Hintergründe für den Morbus Parkinson in synaptischer Dysfunktion, gestörter Neurogenese und fehlregulierten Nervenzellnetzwerken im limbischen System, dem präfrontalen Cortex und den Eingängen der Basalganglien – dem Striatum liegen. Innerhalb der letzten Jahre hat es sich eindeutig gezeigt, dass frühe lebensgeschichtliche Ereignisse, Infektionen, Traumata, schlechte Ernährung, reizarme Umgebung und soziale Isolation die Wahrscheinlichkeit für dementielle Erkrankungen drastisch erhöhen.[42]

„Wie weit die Ursachen für bestimmte Schädigungen zurückliegen können, zeigt eine Studie der Havard University, Cambridge. Die Forscher werteten die Daten von 50.000 Frauen zu ihrer Lebensgeschichte, ihrer Gesundheit und der ihrer Kinder aus. Dabei zeigte sich, dass Mütter, die in ihrer Kindheit Opfer von Misshandlung und Missbrauch geworden waren, dreimal so häufig autistische Kinder bekommen hatten wie andere. Die Forscher vermuten als Ursache Veränderungen im biologischen System der misshandelten Frauen.“[43]

Hintergrund: Das traumatische Kräftefeld und Ebenen der Verarbeitung

In der Trauma-Situation wird ein „Wahrnehmungs- bzw. Handlungsschema aktiviert, das [...] die traumatische Erfahrung im Gedächtnis speichert“[44], das Trauma Schema (TS). Im traumatischen Prozess, der auf die Notfall-Reaktion folgt, werden sodann Gegen-Maßnahmen elaboriert, mit dem Ziel, die traumatische Erfahrung unter Kontrolle zu halten und abzuwehren (das traumakompensatorische Schema, TKS).

42 Schaefers, A.T. / Teuchert-Noodt, G. (2013). Developmental neuroplasticity and the origin of neurodegenerative diseases. World J Biol Psychiatry. 1-13.

43 Roberts, A.L. / Lyall, K. / Rich-Edwards, J.W. / Ascherio, A. / Weisskopf, M.G. (2013). Association of maternal exposure to childhood abuse with elevated risk for autism in offspring. JAMA Psychiatry. 70(5). 508-15.

44 Fischer, G. & Riedesser, P. (2003). Lehrbuch der Psychotraumatologie. (3. Aufl.). München: Reinhardt.

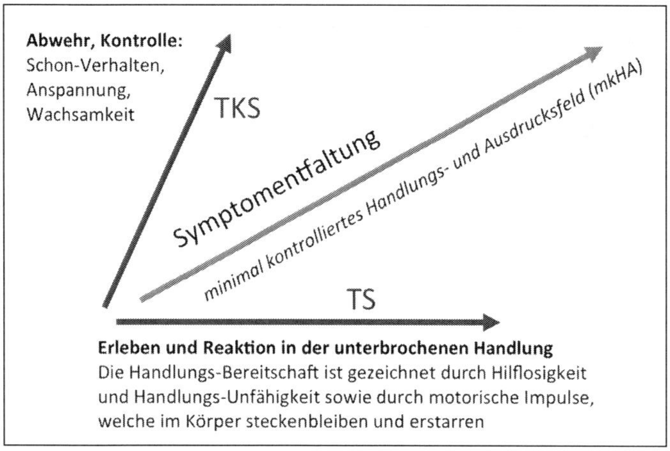

Ansatzpunkt der *mehrdimensionalen psychodynamischen Traumatherapie* nach Fischer ist dieses Spannungsfeld, also das „traumadynamische System, gebildet aus dem Traumaschema [TS] und dem traumakompensatorischen Schema [TKS]. [...] Das Traumaschema als unterbrochenes Wahrnehmungs-/Handlungsschema (als unterbrochene 'fight-/flight-/freeze-Reaktion') drängt wie jedes Schema (im Sinne Piagets) zur Reproduktion, was eine Retraumatisierung zur Folge hätte, wenn nicht das kompensatorische Schema fortlaufend dieser Reproduktion dynamisch entgegenwirken würde. Einen Kompromiss zwischen den beiden Kraftfeldern der Traumadynamik bildet das 'minimale kontrollierte Handlungs- oder Ausdrucksfeld.“[45]

Die Dynamik dieses Gleichgewichtsystems kann als "Parallelogramm der Kräfte" (ebd.) veranschaulicht werden. Darin „bildet die Diagonale die 'Resultante' der in entgegengesetzte Richtung wirkenden Kräfte“ und drückt das minimal kontrollierte Ausdrucks- und Handlungsfeld aus. „Diese Resultante entspricht dem psychotraumatischen Symptom als einer 'Kompromissbildung'“ (ebd.)

(Auch die Problematik der Essstörungen lässt sich nach diesem Modell besser verstehen. Vgl. den Abschnitt Essstörungen).

Kinder mit traumatisch belastenden Erfahrungen „fallen nicht nur in der Schule wegen ihres Verhaltens auf. Sie zeigen ausgeprägte Lernprobleme und Aufmerksamkeitsstörungen. Sie passen nicht auf, weil sie nicht in der Lage sind, zwischen wichtiger und unwichtiger Information zu unterscheiden.“[46]

„Ein psychisches Trauma ist ein vitales Diskrepanzerlebnis zwischen bedrohlichen Situationsfaktoren und individuellen Bewältigungsmöglichkeiten, das mit Gefühlen von Hilflosigkeit und schutzloser Preisgabe einhergeht und so eine dauerhafte Erschütterung von Selbst- und Weltverständnis bewirkt.“[47]

---

45 Fischer, G. (2000b). Mehrdimensionale psychodynamische Traumatherapie MPTT. Manual zur Behandlung psychotraumatischer Störungen. Heidelberg: Asanger.

46 Streeck-Fischer, A. (2003). Auswirkungen von Mißhandlung und Mißbrauch in der Entwicklung. In: Gebauer, K. / Hüther, G. (Hrsg.) (2003). Kinder brauchen Wurzeln. Neue Perspektiven für eine gelingende Entwicklung. Düsseldorf: Walter. 79-89. S. 85.

47 Fischer, G. / Riedesser, P. (2003). Lehrbuch der Psychotraumatologie. München, Basel: Reinhardt.

Diese relationale Mensch-Umwelt-Definition kann zum einen für die betroffenen Eltern im Erleben einer schwierigen Geburt sowie der verzögerten Entwicklung oder Krankheit eines Kindes gelten.

Zum anderen – und zugleich eng mit dem Handeln und Erleben der Eltern verwoben – kann diese subjekt-umwelt-relationale Definition für die betroffenen Kinder gelten. Vitale Bedrohung und existenzielle Bedeutsamkeit gründen dabei auf der jeweiligen Entwicklungsstufe des Kindes.

Zeichentheoretische Phasen

Zeichentheoretisch können wir dabei drei Stufen oder Phasen unterscheiden[48]; diese korrespondieren mit der Entwicklung des Selbst-Empfindens, wie sie von Stern beschrieben wird[49]:

1. die *ikonische* Stufe, von der Embryonalentwicklung an bis zum dritten Lebensmonat nach der Geburt. Diese Phase entspricht dem Empfinden eines *auftauchenden Selbst*; sie ist kennzeichnet durch eine amodale Wahrnehmung und Vitalitätsaffekte.
2. die *indexikalische* Stufe, zwischen dem dritten und siebten Lebensmonat. Diese Phase entspricht dem Empfinden eines *Kern-Selbst*; sie ist gekennzeichnet durch das Empfinden der eigenen Urheberschaft und Selbst-Affektivität.
3. die *symbolische* Stufe, ab dem siebten Lebensmonat. Diese Phase entspricht dem Empfinden eines *subjektiven Selbst*; sie ist gekennzeichnet durch Affektabstimmung und Inter-Affektivität. Ab dem 15. Lebensmonat entwickelt sich sodann das *verbale Selbst.*

Die ikonische Stufe (1)

„Vereinfacht könnte man sagen, dass auf der Ebene der vegetativen Systeme vom Beginn der Entwicklung an und nicht erst mit der Geburt eine individuelle Prägung durch die Interaktion mit dem mütterlichen Organismus erfolgt."[50]

In der Embryonalentwicklung repräsentieren ikonische Zeichen die basale Wahrnehmung und das Erleben der Beziehung. Auch existenzielle Bedrohung und entsprechende körperliche Erfahrungen werden hier als „Affekt in die ikonischen Umwelten der vegetativen Systeme ‚eingeschrieben'." (ebd., S.22)

48 Fischer, G. / Barwinski, R. / Eichenberg, C. / Fischer, A. / Mosetter, K. / Mosetter, R. (2008). Zur Biosemiotik unterbrochener kommunikativer Handlungen – auf dem Weg zu einer psychotraumatologisch fundierten Psychosomatik. ZPPM 2. 9-24. ■ Peirce, C.S. (1998). Phänomen und Logik der Zeichen. (Syllabus of Certain Topics of Logic.) Hrsg. u. übers. von Helmut Pape. (2. Aufl., 1. Aufl. 1983). Frankfurt a.M.: Suhrkamp.

49 Stern, D.N. (1992). Die Lebenserfahrung des Säuglings. Stuttgrt: Klett-Cotta. ■ Vgl. Schuhmacher, K. (2004). Musiktherapie und Säuglingsforschung: Zusammenspiel. Einschätzung der Beziehungsqualität am Beispiel des instrumentalen Ausdrucks eines autistischen Kindes. Bern: Peter Lang / Internationaler Verlag der Wissenschaften.

50 Sauer, M. / Emmerich, S. (2006). Das Schicksal der Beziehung im Kontext von Krankheit und Behinderung. Zeitschrift für Psychotraumatologie und Psychologische Medizin 3. 11-26. S. 20.

Der Zeichenklasse der Ikons entsprechen „Empfindungsqualitäten" und „Bilder", die zunächst nicht auf etwas anderes verweisen, sondern eine interne Bedeutung haben.[51] Diese Qualitäten und Bilder können dem coenästhetischen, ganzheitlichen Erleben zugeordnet werden, einem Erlebens- und Wahrnehmungszustand, bei dem die Konturen von Raum und Zeit zerfließen und es (wie im Bauch der Mutter) möglich ist, sich mit seiner Um- und Mitwelt eins zu fühlen.

Das coenästhetische Erleben entspricht dem, was der amerikanische Pionier der Säuglingsforschung Daniel Stern „für das ‚emergent self' als ‚amodale Wahrnehmung' beschrieb."[52] „In der Zeit von der Geburt bis zum dritten Monat kann von einem *auftauchenden* oder *entstehenden Selbst* (‚sense of an emergent self' mit ‚domain of emergent relatedness' [mit einem Bereich einer entstehenden Bezogenheit zur Umwelt]) gesprochen werden. Die Grenzen zur Umwelt, zwischen Innen und Außen, sind dabei noch unscharf."[53]

Die Selbst- und Beziehungsentwicklung ist anfangs in der Unmittelbarkeit der Mutter-Kind-Beziehung angesiedelt. Im Sinne des kommunikativen Realitätsprinzips werden gemeinsame Kodes entwickelt und aufeinander abgestimmt. Die Zeichen, um die es sich dabei handelt, repräsentieren und transportieren dabei nicht fertige, vorgegebene Informationen. Vielmehr bestimmt sich die Bedeutung der Zeichen durch deren Interpreten und aufgrund der (semiotischen) Interaktion zwischen diesen – zwischen Mutter und Kind. So wird eine gemeinsame Wirklichkeit entfaltet.

Bei gesundheitlichen Störungen, Entwicklungsverzögerungen und traumatischen Krisen ist das Erleben der Kinder so immer auch auf der vegetativen, ikonischen Systemebene repräsentiert und aktiv.

"Beziehung konstituiert sich dabei unmittelbar körperlich. [...] Der Körper vermittelt Beziehung und Beziehung wird durch den Körper vermittelt."[54] Die gemeinsame Wirklichkeit entfaltet sich, indem sie ausgedrückt wird. Sie bedarf der leiblichen Manifestation, der Verkörperung und sie wird sinnlich erfahren. Im Anschluss an Merleau-Ponty kann hier von einem zwischenleiblichen, „interkorporalen Feld" gesprochen werden.[55]

Durch die körperliche, leibliche Seinsweise hindurch werden non- beziehungsweise paraverbale Formen der Begegnung und Kommunikation möglich. Als tragende Grundlage sind diese „aktiv in fundamentalsten und basalsten Übertragungs- und Gegenübertragungsreaktionen".[56]

---

51 Peirce, C.S. (1998). Phänomen und Logik der Zeichen. Frankfurt a.M.: Suhrkamp. S. 64.

52 Zitiert nach: Stadlmayr, W. (2002). Das Passungsmodell als Grundlage für eine Integrierte Geburtshilfe. In: von Uexküll, T. u.a. (Hrsg.) (2002). Integrierte Medizin. Modell und klinische Praxis. Stuttgart, New York: Schattauer. 111-156. S. 144.

53 von Uexküll, T. / Fuchs, M. / Müller-Braunschweig, H. / Johnen, R. (1997). Subjektive Anatomie. Theorie und Praxis körperbezogener Psychotherapie. Stuttgart: Schattauer. S. 127.

54 Schatz, D.S. (2002). Klassifikation des Körpererlebens und körperpsychotherapeutische Hauptströmungen. Psychotherapeut 47. 77-82.

55 Zitiert nach: Stadlmayr, W. (2002). Das Passungsmodell als Grundlage für eine Integrierte Geburtshilfe. In: von Uexküll, T. u.a. (Hrsg.) (2002). Integrierte Medizin. Modell und klinische Praxis. Stuttgart, New York: Schattauer. 111 156. S. 138.

56 Stadlmayr, W. (2002). Das Passungsmodell als Grundlage für eine Integrierte Geburtshilfe. In: von Uexküll, T. u.a. (Hrsg.) (2002). Integrierte Medizin. Modell und klinische Praxis. Stuttgart, New York:

Diese frühen Muster des Fremd- und des Selbsterlebens sind noch präsymbolisch. Der Gehalt der Zeichenprozesse findet im Medium des Körper-Seins statt und ist nicht-sprachlich (non- beziehungsweise paraverbal). Affektive Zustände und Körperwahrnehmungen repräsentieren und gestalten so die Selbst- und Fremdbeziehung.

Im Körper-Sein ist die ursprüngliche Verwobenheit von Körperwahrnehmung, Affektivität, Selbstgefühl und Mitgefühl begründet.

Die indexikalische Stufe (2)

Die Zeichenklasse der Indizes ist ebenfalls präsymbolisch und dem Bereich der affektmotorischen Schemata und der animalischen Systemebene zugeordnet. Affektmotorische Schemata, wie sie das frühe Erleben und Handeln ausmachen, bleiben während „des gesamten Lebens – als steuernde und erlebbare Prinzipien – erhalten und wirksam".[57]

„Zwischen dem 3. und 7. Lebensmonat entsteht das Kern-Selbst (‚sense of a core self' mit ‚domain of core relatedness' [mit einer Grund-Bezogenheit zur Umwelt]) [...] Der ‚sense of agency' (Selbsttätigkeit) meint die Erfahrung von Urheberschaft und Aktivität, der ‚sense of affectivity' (Selbstaffektivität) das Erleben eigener Affekte und erwarteter Verhaltensweisen der ‚Anderen'".[58]

Die Möglichkeit, sich selbst in seinem Befinden und Handeln wahrzunehmen, entspricht dem, was Uexküll u.a. in Anlehnung an Plessner als Körper-Haben beschreiben.[59]

Das Erleben wird nun mehr und mehr an körperliche Selbst-Bewegung und senso-motorische Schemata gekoppelt. Hier sind Abwehr-Reaktionen, Rückzugs- und Vermeidungsverhalten sowie traumatische Kampf-, Flucht- und Totstell-Reaktionen repräsentiert und aktiv.

Die symbolische Stufe (3)

„Durch gelingende Bedeutungserteilung sind Lebewesen zu effektivem Handeln in der Lage. Beim Menschen hat sich diese *semiotische* Zwischensphäre des Umgangs mit Bedeutungen komplex ausdifferenziert. Durch "Probehandeln" (Freud) im Denken, Durchspielen von Plänen und Handlungsresultaten in der Phantasie hat sich der menschliche Weltbezug vom ‚Funktionskreis' zum ‚Situationskreis' erweitert."[60]

Der Mensch kommt so in die Lage, sein Wahrnehmen und Handeln als *Bedeutungsunterstellung* und *Bedeutungserprobung* sozusagen zunächst auf einer symbolischen Ebene hypothetisch durchzuspielen. Symbolische Kompetenz

---

Schattauer. 111-156. S. 138.

57 von Uexküll, T. / Fuchs, M. / Müller-Braunschweig, H. / Johnen, R. (1997). Subjektive Anatomie. Theorie und Praxis körperbezogener Psychotherapie. Stuttgart: Schattauer. S. 127.

58 Zitiert nach Stern, in: von Uexküll, T. / Fuchs, M. / Müller-Braunschweig, H. / Johnen, R. (1997). Subjektive Anatomie. Theorie und Praxis körperbezogener Psychotherapie. Stuttgart: Schattauer. S. 130.

59 von Uexküll, T. / Geigges, W. / Plassmann, R.H. (2002). Integrierte Medizin. Modell und klinische Praxis. Stuttgart: Schattauer.

60 Fischer, G. / Riedesser, P. (2003). Lehrbuch der Psychotraumatologie. München, Basel: Reinhardt.

meint die Fähigkeit, sich auf die Um- und Mitwelt zu beziehen, auch wenn diese nicht körperlich anwesend ist. Ein Gegenstand kann vorgestellt und begriffen werden, auch ohne ihn dabei konkret greifen zu müssen. Aus greifen kann zeigen werden. Nähe und Kontakt zur Mutter bedürfen immer weniger des direkten Körperkontakts.

Über diese semiotische Kompetenz-Erweiterung findet eine zunehmende Loslösung körperlicher Strukturen und mentaler Funktionen statt. Dies bedeutet auch einen Zugewinn an Freiheitsgraden der Bewegung; von der „Erbmotorik“ hin zur „Erwerbmotorik“[61] – hin zu Tanz, Fußballspiel usw. Die neuromuskuläre Regulation wird im Laufe der Entwicklung so immer weniger situations- und affektgebunden.

Die Betroffenen passend unterstützen

Hinsichtlich der funktionellen Strukturen sind im Psychotrauma auf der ersten, ikonischen beziehungsweise vegetativen Systemebene ganz basale Reaktionen und entsprechende neurobiochemische beziehungsweise neuronale Veränderungen und Prägungen des (Stress-) Stoffwechsels angesiedelt. Für eine Posttraumatische Belastungsstörung sind so Zustände vegetativer Übererregtheit, übermäßige Schreckhaftigkeit, Unruhezustände und Schlafstörungen aber auch Gefühle von Betäubtsein und emotionaler Stumpfheit charakteristisch.[62] Krankheits- und Störungsbilder wie das metabolische Syndrom mit Übergewicht, Störungen des Fett- und Zucker-Stoffwechsels und Diabetes, aber auch Herz-Kreislauf-Erkrankungen Alzheimer, Suchterkrankungen, Autoimmunerkrankungen und MS finden auf dieser Systemebene ihre (auch langfristige) psychotraumatische Begründung.

Auf der zweiten, indexikalischen beziehungsweise animalischen Systemebene sind die basalen Reaktions- und Stoffwechselmuster integriert in neuromuskuläre, sensorische und motorische Muster der Reaktion und Handlungsbereitschaft. Charakteristisch sind das wiederholte Erleben des Traumas in sich aufdrängenden motorischen Impulsen sowie in sensorischen Eindrücken, Bildern und Erinnerungen (Nachhallerinnerungen, Flashbacks), Träumen beziehungsweise Albträumen.[63] Krankheits- und Störungsbilder wie funktionelle Herzbeschwerden, muskuläre Schmerzsyndrome, Schwindel, Tinnitus und Sehstörungen finden auf dieser Systemebene ihre (auch langfristige) psychotraumatische Begründung.[64]

---

61 Plessner, H. (1995). Der Mensch als Naturereignis. In: Plessner, H. (Hrsg.) (1995). Conditio humana. Gesammelte Schriften VIII. Hrsg. v. G. Dux, O. Marquard u. E. Ströker. Frankfurt a.M.: Suhrkamp. 267-283.

62 Vgl. ICD – International Classification of Diseases der Weltgesundheitsorganisation (WHO). www.icd-code.de; F43.1.

63 Vgl. ICD – International Classification of Diseases der Weltgesundheitsorganisation (WHO). www.icd-code.de; F43.1.

64 Jadavji, N.M. (2008). Interactions of stress and motor system function. A Thesis Submitted to the School of Graduate Studies Of the University of Lethbridge. Lethbridge: University of Lethbridge. ■ Metz, G.A. (2007). Stress as a modulator of motor system function and pathology. Rev Neurosci 18(3-4). 209-22. ■ Mosetter, K. / Mosetter, R. (2005). Dialektische Neuromuskuläre Traumatherapie. ZPPM 2. 31-45. ■ Mosetter, K. / Mosetter, R. (2006). Myoreflextherapie. Muskelfunktion und Schmerz. Konstanz: Vesalius. ■ Mosetter, K. / Mosetter, R. (2008). Traumatische Belastungen: Der Körper als Bühne und szenische Macht. ZPPM 1. 8-24.

Auf der dritten, symbolischen Systemebene sind die sensorischen und motorischen Muster wiederum integriert in reflexive und selbstreflexive Fähigkeiten. Die Umwelt-Beziehung und soziale Interaktion können so immer bewusster und reaktionsoffener erlebt und gelebt werden. Die Krankheits- und Störungsbilder wie Derealisierung, Entfremdung, Depersonalisierung, andauernde Unsicherheit im Selbsterleben, Selbstwertverlust, Vermeidungsverhalten, Misstrauen, Angst, Depression, Suchtverhalten, Hoffnungslosigkeit, Gedächtnisstörungen, Gedächtnisverlust und Sprachlosigkeit finden auf dieser Systemebene ihre psychotraumatische Begründung.[65]

Je früher traumatische Belastungen stattfinden, desto weniger sind die betroffenen Systeme in eine nächst höhere Ebene integriert. Traumatische Erlebnisse in der Kindheit wirken sich auch epigenetisch aus. Sie greifen prägend in die Genregulation ein und verändern damit auf Dauer die psychische Belastbarkeit der Betroffenen.[66] Liegen Fehlbildungen des cerebralen Kortex vor, so wird der Gebrauch symbolischer Zeichen auch strukturell verhindert.[67] Dies kann die Belastung und Entwicklungsverzögerung vielschichtiger machen.

Umgekehrt kann auch ein erwachsener Mensch ganz basal getroffen und verletzt werden; er wird gleichsam auf die Möglichkeiten des Unwillkürlichen und Reflexhaften zurückgeworfen.[68]

Umso wichtiger sind in beiden Fällen therapeutische Interventionen und Hilfestellungen, welche **die Betroffenen passend unterstützen und in der Begegnung abholen**; also nicht allein verbal (auf der symbolischen Ebene), sondern auch vor- und nicht-sprachlich:

Auf der ikonischen Ebene sind kausal orientierte, neurobiochemische Interventionen und entsprechende Umstellungen der Ernährung, wie sie in der *Neuromyologie* praktiziert und gelehrt werden, sinnvoll. Ferner basale Stimulation[69], das Prinzip der emotionalen Resonanz[70] sowie die Haffelder-Methode.

Auf der indexikalischen Ebene können dies insbesondere sein: Musik- und gestalt-therapeutische Verfahren, leib-musikalische Klangerfahrung nach Wolfgang Fasser[71], Entwicklungsaktivierung sowie körperliche/neuromuskuläre Therapieverfahren wie die *Myoreflextherapie / Neuromuskuläre Traumatherapie.*

Auf der symbolischen Ebene bedarf es einer kausalen Psychotherapie und einer mehrdimensionalen psychodynamischen Traumatherapie.[72]

---

65 Barwinski, R. (2007). Erinnerung und traumatischer Prozess. ZPPM 4. 25-33. ■ Fischer, G. / Riedesser, P. (2003). Lehrbuch der Psychotraumatologie. München, Basel: Reinhardt.

66 McGowan, P.O. / Sasaki, A. / D'Alessio, A.C. / Dymov, S. / Labonte, B. / Szyf, M. / Turecki, G. / Meaney, M.J. (2009). Epigenetic regulation of the glucocorticoid receptor in human brain associates with childhood abuse. Nat Neurosci 12(3). 342-8.

67 Sauer, M. / Emmerich, S. (2006). Das Schicksal der Beziehung im Kontext von Krankheit und Behinderung. Zeitschrift für Psychotraumatologie und Psychologische Medizin 3. 11-26.

68 Mosetter, K. / Mosetter, R. (2006). Der Körper in seiner Umwelt – eine dialektische Einheit. ZPPM 3. 59-71. ■ Mosetter, K. / Mosetter, R. (2012). Trauma und Körper-Veränderungen. ZPPM 2. 61-72.

69 Bienstein, C. / Fröhlich, A. (2010). Basale Stimulation in der Pflege: Die Grundlagen. Bern: Huber. ■ Fröhlich, A. (2008). Basale Stimulation. Düsseldorf: Bundesverband für körper- und mehrfachbehinderte Menschen / Verlag Selbstbestimmtes Leben.

70 Gindl, B. (2002). Anklang. Die Resonanz der Seele. Über ein Grundprinzip therapeutischer Beziehung. Paderborn: Junfermann.

71 www.wolfgangfasser.ch

72 Fischer, G. (2007). Kausale Psychotherapie. Manual zur ätiologieorientierten Behandlung psychotraumatischer und neurotischer Störungen. Kröning: Asanger.

Zusammenfassung

Zusammenfassend können die verschiedenen System- und Entwicklungs-Ebenen wie folgt dargestellt werden:

Empfindung eines auftauchenden Selbst; Vitalitäts-Affekte	Empfindung eines Kern-Selbst; Selbst-Affektivität, Urheberschaft	Affekt-Abstimmung mit Anderen
Ikon	Index	Symbol
bis zum dritten Lebensmonat	zwischen dem dritten und siebten Lebensmonat	ab dem siebten Lebensmonat
Vegetative Systemebene	Animalische Systemebene	
coenästhetisches Erleben	diakritisches Wahrnehmen	
kommunikatives Realitätsprinzip	pragmatisches Realitätsprinzip	
Körper-Sein	Körper-Haben	Körper-als-Objekt-Haben
unmittelbare Mutter-Kind-Beziehung; Empathie; Kodeabstimmung mit anderen;	Willkürmotorik; Zusammenhänge wie Anstrengung u. Widerstand;	graduelle Trennung von Form und Inhalt
Regelkreis	Funktionskreis	Situationskreis; Öffnung des reflexgesteuerten Funktionskreises
Greifreflex	Greifschema, Tasten	Vorstellung und anschauliche Benennung eines Gegenstandes
präsymbolisches Selbst- und Fremderleben; affektmotorische Schemata; interkorporales Feld der Intersubjektivität; basale Kommunikation		von der unmittelbaren Sensomotorik entkoppelt
Unmittelbarkeit		Vermittelte Unmittelbarkeit
Angst-Sein, Isoliert-Sein; Klein-Sein	*Kampf- u. Fluchtreaktionen*	*Angst vor der Angst; Sich-klein-machen*

Therapeutische Interventionen:

Stoffwechsel-Regulation, Ernährungs-Umstellung	körperlich/neuromuskuläre, musik/gestalt-therapeutische Verfahren	kausale Psychotherapie
Myoreflextherapie, Neuromuskuläre Traumatherapie (NMTT), Neuromyologie Entwicklungsaktivierung Leibmusikalische Klangerfahrung		mehrdimensionale psychodynamische Traumatherapie (MPTT)
neuroaktive Musik (nach Haffelder)		

Der passende Blick

Die Frage nach der fundamentalen Situation und nach der Beziehungs-Wirklichkeit der Kinder muss immer mitschwingen. Ihre Situation bedarf dabei eines passenden Blickes der Eltern und Therapeuten. Eines Blickes, der schaut und sieht, wo die Kinder stehen; was sie dort können und was sie brauchen.

Gadamer, der Begründer der modernen Hermeneutik, der Kunst der Auslegung und des Verstehens von Zusammenhängen, betont, „dass die Krankheit und nicht die Gesundheit das sich selbst Objektivierende, d.h. sich Entgegenwerfende, kurz, das Aufdringliche ist." Und umgekehrt gilt, „dass das eigentliche Geheimnis in der Verborgenheit der Gesundheit liegt. Sie bietet sich nicht selbst an".[73]

Die Kunst des Therapeuten ist es, die Kinder genau wahrzunehmen und deren Situation zu verstehen. Auffälliges Verhalten und Entwicklungsverzögerungen stehen im Vordergrund und *drängen sich auf*. Das eigentliche Ursachen- und Wirkungsgeflecht ebenso wie die Entwicklungsmöglichkeiten liegen jedoch sehr häufig *verborgen* in einem übergeordneten neurobiochemischen, körperlichen und biographischen/zwischenmenschlichen Gesamtzusammenhang. Eltern und Therapeuten sind so aufgefordert, auf das Verborgene zu achten.

Lynn

Von Caterina Mosetter

Bei meiner Begegnung mit Lynn wusste ich noch nichts über sie und ihren erlebten Schicksalsschlag. Kurz nach ihrem 16. Geburtstag hat Lynn angefangen, das Kontrazeptivum Yasmin einzunehmen. Heute gehört Lynn zu den zehn Prozent aller Frauen, die durch die Nebenwirkungen dieser Pille irreversibel geschädigt sind. Nur vier Wochen nach der ersten Einnahme hat der Wirkstoff in ihrem Blutkreislauf eine Thrombose mit fulminanter Lungenembolie verursacht. Sie erlitt einen Atem- und Herzkreislaufstillstand und wurde zuhause notfallmässig reanimiert. Lynn hat überlebt, jedoch mit starken hypoxischen Hirnschädigungen, besonders dienzephal. Das bedeutet, dass ihr Mittel- und Stammhirn in ihrer Funktion stark beeinträchtig sind. Bei einem apallischen Syndrom mit vegetativer Instabilität sind Lynn viele automatisierte Fertigkeiten wie z.B. Vitalfunktionen oder Bewegungen verloren gegangen.

Auf der Kinderintensivstation hat sich Lynn bedingt erholt: Ihr Körper und Selbstempfinden sind jedoch nach wie vor traumatisch geprägt. Dies zeigt sich durch eine ausgeprägte Dysphagie, schwere kognitive Funktionseinschränkung sowie eine spastische Tetraparese mit ausgeprägten Dystonien. Dazu kommen posthypoxische Myoklonien und neurogener Klump- und Spitzfussstellung beidseits.

73 Gadamer, H.-G. (2010). Über die Verborgenheit der Gesundheit. Frankfurt a.M.: Suhrkamp.

Lynn hat die neuronalen Grundlagen der Selbstverständlichkeit ihrer Körper- und Gefühlslandschaft verloren. Lynns Ausdruck- und Handlungsfähigkeiten erleben somit gravierende Verzerrungen ihres Körperwahrnehmungs- und Kommunikationsverhaltens.

Lynn wurde gegen acht Uhr von der Intensivstation auf unsere Abteilung verlegt. Mit ihrer Verlegung war die Station vollständig belegt. Die Stimmung empfand ich als angespannt, da an diesem Nachmittag drei Kinder aus dem Operationssaal zurückkamen und postoperativ versorgt werden mussten. Zudem beanspruchten drei Kinder, die von Geburt an körperlich und geistig stark behindert sind, eine sehr aufwändige Pflege. Eine Arbeitskollegin ging im Verlauf des Nachmittags wegen starker Migräne nach Hause und somit mussten zwei Pflegefachfrauen und ich die Abteilung meistern.

Gegen den späten Abend hin bat mich eine von ihnen, Lynn das Nachthemd anzuziehen. Aus Zeitnot erzählte sie mir nur mit wenigen Worten, wie alt die junge Patientin war, dass sie nach Einnahme eines Kontrazeptivums Komplikationen erlitten habe und nun schwer wahrnehmungs-beeinträchtigt sei. Ich bin sogleich in das Einzelzimmer gegangen, in dem Lynn bis zu den Füßen hin zugedeckt im Bett lag. Sie hatte weder Infusionen, Blasenkatheter noch Sonden. Sie hatte ihre Augen geschlossen und schien zu schlafen. Ich bin eine Weile an ihrem Bett gestanden und habe gedacht, dass Lynn wider mein Erwarten wie ein ganz gesundes junges Mädchen aussah, nichts Auffälliges an sich hatte. Auf meine verbale Begrüßung reagierte sie nicht und daher nahm ich ihre Hand in die meine, drückte sie leicht und stellte mich mit Name und Funktion vor. Sie öffnete langsam ihre Augen und starrte, so hatte ich den Eindruck, durch mich hindurch - orientierungslos ins Leere. Ich fragte sie, ob ich sie eben aufgeweckt habe und erklärte, dass sie nun bei uns auf der Kinderstation sei und ich ihr helfen werde, das Nachthemd anzuziehen. Sie antwortete nicht und auch ihr Körper blieb reglos.

„Sie ist irreversibel wahrnehmungseingeschränkt. Sie kann mich weder verstehen noch beim Kleiderwechsel helfen", schoss es mir durch den Kopf. So versuchte ich, ihren rechten Arm durch den T-Shirt Ärmel zu ziehen. Leider war das fast nicht möglich, weil sich ihr Arm kaum bewegen ließ. Daher habe ich es mit mehr Druck versucht und bin schlussendlich fast ins Zerren übergegangen. Lynn zuckte zusammen und verkrampfte sich sofort. Sie stemmte beide Arme nach oben verrenkt auf den Bauch und streckte die Beine durch. Ich begriff schnell, dass es mir nun unmöglich war, ihr mit dieser verdrehten Armposition das T-Shirt auszuziehen. Da ihre Beine jedoch durchgestreckt waren, kam ich spontan auf die Idee, ihr zuerst die Trainingshose abzustreifen. Doch kaum habe ich den Hosensaum mit beiden Händen umfasst und daran gezogen, hat sie sofort eine Spastik in Oberkörper und Rumpf mit Streckspastizität der unteren Extremitäten eingenommen. Ich war im ersten Moment gleichzeitig ratlos und erstaunt, denn ich habe noch nie jemanden mit solch einer verrenkten Körperstellung gesehen und hätte mir niemals vorstellen können, dass eine solche anatomisch überhaupt möglich gewesen wäre.

Aber irgendwie musste ich ihr aus dem Trainingsanzug ins Nachthemd helfen. Doch beim Anblick ihrer ineinander verdrehten Extremitäten habe ich die Vorstellung fast aufgegeben, dass dies überhaupt möglich wäre. Aufgrund Lynns Wahrnehmungseinschränkung und gravierender Bewegungsdefizite befürchtete ich, dass es für Lynn unmöglich sei, mir beim Kleiderwechsel ein wenig entgegenzukommen.

Ein Blick auf die Uhr zeigte mir, dass ich schon zu lange im Zimmer war und dass ich in knapp zehn Minuten bei einem anderen Kind die Infusionsflasche auswechseln musste; und Lynn war noch nicht einmal zur Hälfte umgezogen. Im Team konnte mir jetzt niemand helfen, alle standen selber unter Zeitdruck. Obwohl ich von äußeren Faktoren nicht gestört wurde, hörte ich innerlich die Uhr ticken und wusste, dass ich jetzt handeln musste, um nicht in Verzug zu geraten. Diesen Überlegungen nachgehend, habe ich dann aus Verzweiflung nochmals versucht, mit Kraft die Hose über den starren Körper zu ziehen und mich ganz darauf konzentriert. Irgendwie musste es doch gehen.

Da Lynn plötzlich zu fauchen und knurren angefangen hat, habe ich inne gehalten und sie angeschaut. Tränen rollten über ihre Wangen und trotz der anhaltenden Spastik hat sie sich mit Mühe zu mir hingedreht. Mit aufgerissenen Augen schaute sie wirr umher, machte geräuschvolle und ungewohnte Laute, fast flehend. Ich war mir sicher, dass sie mir etwas sagen wollte, aber ich war nicht im Stande, es richtig zuzuordnen. Ich habe mich elend gefühlt und Traurigkeit hat mich überkommen, weil ich aus eigener Ratlosigkeit an ihr gearbeitet habe wie an einem Gegenstand und nicht verstand, was sie mir sagen wollte. Ich habe von ihr verbale Antworten erwartet, sie aber nicht bekommen. Lynn hat mich durch ihre Körperreaktion auf etwas aufmerksam machen wollen, doch ich habe sie genauso wenig verstanden wie sie mich.

Mit einem Mal haben sich unsere Blicke getroffen. Im Gegensatz zu vorher war ich mir jetzt ganz sicher, dass sie mich gesehen hat. Dass wir uns gesehen haben. Erst in diesem Moment ist mir bewusst geworden, dass sie mich die ganze Zeit über wahrgenommen hat; dass sie die Bedeutung meiner Worte wahrscheinlich nicht zuordnen, sehr wohl aber meine Berührungen spüren konnte. Es war ihr wahrscheinlich auf keiner Ebene möglich nachzuvollziehen, was ich vorhatte. Das muss in ihr Angst ausgelöst haben und sie hat sich in sich selbst zurückgezogen, verrenkt in starrer Spastik. Ich habe die weinende und knurrende Lynn fest in meine Arme geschlossen, ihr den Rücken gestreichelt und geflüstert, dass es mir leid tue, aber ich trotz gutem Willen nicht verstehen könne, was genau sie mir sagen möchte. Dass es mir leid tue, dass ich an ihr herumgerupft habe. Ich habe ihr gesagt, dass ich nicht mehr weiter weiß, weil ich ihr das Nachthemd anziehen muss und es einfach nicht geht. Ich habe sie ganz fest an mich gedrückt und sie gebeten, mir zu helfen, denn alleine würde ich es nicht schaffen.

In der innigen Umarmung habe ich gespürt, wie Lynns Körper weich wurde, sich die Spastik löste. Ihr Blick war jetzt ruhig und ihre Augen fest auf mich gerichtet, als wollte sie mir sagen, dass ich nicht aufgeben dürfe und wir es zusammen schaffen können. In diesem Moment hatte ich das Gefühl, dass wir miteinander in Verbindung getreten sind. Da ich bei der Umarmung gespürt habe, wie sich Lynns Körper durch das Streicheln entspannt hat, habe ich ihr die Arme basal ausgestrichen, danach Oberkörper und Beine. Langsam und gespannt auf ihre Reaktion, habe ich noch einmal versucht, ihren rechten Arm, nachdem ich ihn nochmals ausgestrichen habe, zu bewegen. Mühelos habe ich ihn durch den Ärmel des T-Shirts gebracht und auch beim zweiten Arm ging es nach dem Ausstreichen ganz leicht. Lynn hat, soweit sie konnte, sogar mitgeholfen und gewisse Bewegungsabläufe selbst durchgeführt und das T-Shirt war in Kürze durch das Nachthemd ersetzt. Sobald ich ihr die Hände auf ihren Beckenrand gelegt habe, hat sie das Gesäß selbständig angehoben und ich konnte die Hose problemlos überstreifen. Dann hatte sie von sich aus die Beine leicht nach oben hin durchgestreckt, so dass ich die Trainingshose in einem einzigen Zug ausziehen konnte.

Während des An- und Ankleidens hatte ich Lynn immer wieder genau beobachtet, um ihre Gesichtszüge und Körperhaltung richtig zu deuten. Große Freude erfüllte mich am Schluss, weil Lynn und ich es zusammen geschafft haben. Als sie wieder zugedeckt im Bett lag, strahlten Lynns Augen! Richtig geleuchtet hatten sie. Ich schloss sie nochmals in meine Arme und habe gesagt: „Lynn, zusammen haben wir es geschafft!" Ich war erfüllt von Freude über die erstaunliche Wende, aber auch von Beschämtheit, weil ich ihr anfangs gar nichts zugetraut hatte. Die Bezeichnung und Erwartung „wahrnehmungseingeschränkt" hatte bei Lynn alle Fähigkeiten unterdrückt. Mir war die Fähigkeit eines situationsgerechten Wahrnehmens und Handelns durch ihre Diagnosen abhandengekommen.

Die Begegnung mit Lynn hat mir bewusst gemacht, wie sehr die eigene Haltung den pflegerischen Beziehungsaufbau mit Menschen mit eingeschränkter Wahrnehmung beeinflusst. Es ist die eigene Haltung, die sich vor allem in Zeitnot zwischen mich und den Patienten stellt und oft wenig Raum für die Entstehung eines Dialoges ermöglicht, was wiederum den Beziehungsaufbau hemmt.

Gabriella

von Lene Kaastrup Nielsen (Grönland)

1.a Beschwerdebild

Im Juli 2012 findet sich Gabriella, ein neunjähriges Mädchen, mit einer Vielzahl von Beschwerden bei mir in der Praxis ein:

- Wachstumsstagnation über zwei Jahre, Gewicht 22,7 kg, Größe 121 cm
- Pollenallergie (1 Tablette Cetirizin)
- gelegentlich Kopfschmerzen
- Schlaflosigkeit
- Konzentrationsprobleme
- Zwangshandlungen

Weitere Informationen der Sozialpädagogin:

- im Alter von zwei Jahren großflächige Verbrennungen (20 % des Körpers (Mutter ebenfalls)
- Gabriella kam Ende Januar 2010 ins Heim. Sie wurde zu Beginn des Schuljahrs aufgrund von schweren Sexual- und Verhaltensstörungen eingewiesen
- Sie berichtet von sexuellem Missbrauch und der Angst davor
- Verdacht auf Autismus-Störung mit Anzeichen von Aufmerksamkeitsdefizitsysndrom, zwanghaften Ritualen und Tics
- autistische Störung (Kinderpsychiatrie 2010)
- eingeschränkte Empathie, Beziehungs-/Intimitätsstörungen. Im Heim wohnt Gabriella mit vier anderen Kindern in einer eigenen Hütte und ist mittlerweile voll integriert
- sie hat Schwierigkeiten, störende Hintergrundgeräusche zu tolerieren und will ihre Ruhe
- Ritalin-Therapie bei ADHS, (15 Ritalin UNo + 10 mg)

1.b Ernährung

- Frühstück typischerweise Haferflocken mit Zimt und Zucker oder Brot mit Marmelade und Kuhmilch
- Roggenbrot mit Wurst
- Abendessen: verschiedener Fisch, Rentier, Huhn, Rindfleisch, Schweinefleisch mit Reis, Nudeln, Kartoffeln und verschiedene Arten von Salat (sie isst nicht so viel).
- Junkfood: gelegentlich, aber die Einrichtung verzichtet bewusst darauf
- Süßigkeiten, Schokolade, Eis: Ja, aber nicht jeden Tag

2. Erste Analyse

Trauma und Schmerz

- 2004 über 20 % der Körperoberfläche verbrannt
  (der Geruch von Schweinefleisch macht sie nervös und sie berührt ihr Ohr)
- 2005 - 2010 sexuell missbraucht von ihrem Großvater
- 2010 von ihrer Familie getrennt
- 2010 Physische Gewalt durch andere Personen

3. Erste klinische Befunde:

Dies scheint ein sehr komplizierter Fall zu sein, bei dem offensichtlich eine lange Geschichte von psychischen Traumata, Stoffwechselstörungen und vielleicht Therapieblockaden durch Narbengewebe vorliegen (Auriculomedicin).

All diese Einflüsse ergeben zusammen ein sehr hohes Maß an Stress und Dysfunktion des autonomen Nervensystems – unser autonomes Nervensystem enthält unsere Stress-und-Entspannungs-Antworten. Das „System für soziales Engagement“ (Stephen W. Porges) ist nicht ausgewogen.

Als ich ihre Geschichte hörte, formte sich dieses Bild ihres Stressmusters:

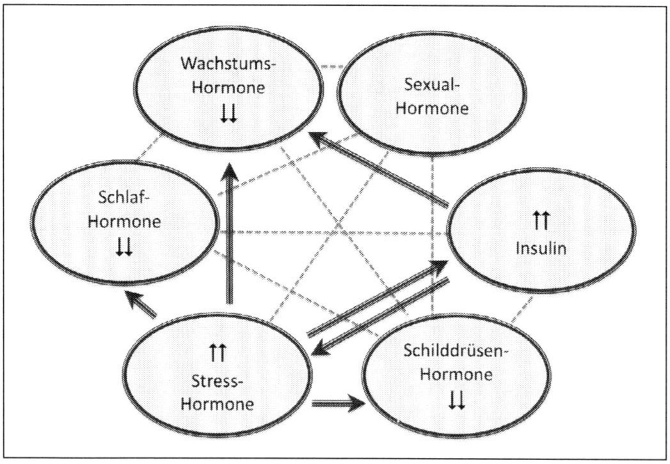

Wenn die Homöostase aus dem Lot gerät, gibt es keinen Zugriff auf den präfrontalen Kortex (Zentrum für ex. Verhaltensregulation).

- Die Patientin erscheint blass.
- Die Kopfform ist etwas asymmetrisch. Gabriella ist sehr steif und verspannt, vor allem auf der rechten Seite der Kopfhaut über dem Übergang zwischen dem Stirnbein und Parital-Knochen. Der offene Abschnitt zwischen den großen Knochen des oberen Teils des Gewölbes, die Fontanelle, bleibt normalerweise bis zu zwei Jahren nach der Geburt elastisch, sodass das Gehirn weiter wachsen kann.
- Man kann einen Zusammenhang vermuten zwischen den großen Narben auf dem Kopf und einer Störung zwischen dem Atlas und der Kopfhaut. Eventuell kommt es zu Fehlinformationen aus den Merkel-Zellen, da 20 % der Haut Verbrennungsnarben aufwiesen und falsche Informationen an das Gehirn senden.

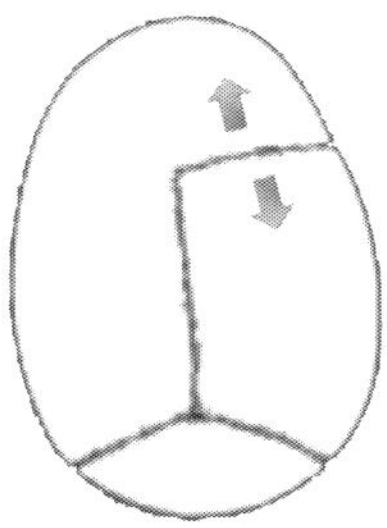

- Der Kopf ist etwas nach vorn geneigt.
- Die Schultern sind nach vorne gebeugt und nach innen gedreht.
- Die Innenseite der Unterschenkel (Medial-Kette) weist hohe Spannungen auf, wodurch sich O-Beine entwickelt haben. Es besteht ein Ungleichgewicht zwischen der Medial-Kette und der Lateral-Kette.

- Diese Fehlstellung der Beine betrifft auch die Adduktoren und die Position des Beckens. Das Becken ist nach vorne geneigt und erfordert eine Verlängerung des Adductor longus und brevis. Die Adduktoren beeinflussen auch Phänomene wie Angst, Stress und Energiemangel.
- Wenn die Medial-Kette chronisch verkürzt ist, erscheint die Position der Füße supiniert und invertiert.
- Wenn sie redet, schaut sie nach unten; dabei bleibt das Gesicht starr (Trigeminus V und Facialis VII). Der 7. Hirnnerv innerviert unter anderem einen der beiden kleinen Muskeln im Innenohr (M. Stapedius), die die akustische Wahrnehmung beeinflussen.
- Flache Atmung
- Keine unmittelbaren körperlichen Schmerzen

Aufgrund der Trauma-Vergangenheit der Patientin habe ich noch nicht viel getestet und auf Palpation weitgehend verzichtet. Es ging zunächst darum, ihre Geschichte anzuhören und daraufhin eine Strategie zu finden.

Auriculomedizin

Nach Paul Nogier können toxische Narben (Blockaden in der Haut) ein Hindernis für die Therapie sein. Die Haut ist unser größtes Organ und sollte gleich zu Anfang behandelt werden, um dem System eine adäquate Regulation zu ermöglichen.

Aufgrund ihrer Narbe auf der Stirn konzentriere ich mich auf die mentalen Narben der Kopfhaut im G-Bereich [am vorderen Ohrläppchen]. Da ich einen aktiven Auricular-Punkt finden konnte, beschloss ich, die Auricular-Behandlung (Frequenzen 2,96 A+30 orangefarbenes Licht) für die Narben-Behandlung zu verwenden.

4. Anfängliche Strategie

Der wichtigste Punkt ist sicherzustellen, dass Gabriella sich sicher fühlt und darauf vertrauen kann, dass ich ihr nicht wehtue oder missbrauchen werde. Sie muss das Gefühl haben, dass sie die Kontrolle über die Situation hat.

Es ist wichtig, während der gesamten Sitzung mit ihr zu sprechen, damit sie immer weiß, was ich tue.

Dann ist es wichtig, das gesamte System zu unterstützen und nicht direkt an einen der Bereiche zu gehen, an denen sie traumatisiert wurde, da sonst das Risiko einer Retraumatisierung besteht.

So beginne ich auf der Rückseite (Blasen-Meridian) distal auf dem M. Gastrocnemius / M. Soleus, um ihr Stabilität zu geben.

Die Arbeit am Unterschenkel gibt mir auch einen Hinweis darauf, ob sie bereit ist, die Behandlung fortzuführen. Dann werde ich nach vorne auf den M. Tibialis anterior gehen.

Ihre Angst bzw. ein Schutzreflex führen dazu, dass sie lange Zeit eine Fötus-Stellung (Beugestellung) einnimmt. Sie verschließt ihre Vorderseite, um sich zu schützen. Das Gleichgewicht zwischen den Muskeln der Körpervorderseite (tief/oberflächlich) und der Rückseite/seitlichen Muskeln ist unausgewogen.

Von den Unterschenkeln nach vorne zum Brustbein und dem entsprechenden Bereich auf der Rückseite kommen M. erector spinae/M. Latissimus dorsi herunter, um das Nervensystem zu unterstützen und Stabilität verleihen.

Die Zeit und Abfolge der Strategie richtet sich danach, was Gabriella während der einzelnen Sitzungen in der Lage ist zu akzeptieren.

1. M. Scaleni - Vagus-Nerv X (Atmung/Energiestoffwechsel etc.)
2. Crura von M. Membran - N. phrenicus, Vagus-Nerv (Atmung, Organe nterhalb des Zwerchfells etc.)
3. Atlas - Trigeminus V, Facialis VII, Glossopharyngeus IX, Vagus-Nerv X, Nervus accessorius XI und Ganglion etc. - Stressabbau.
4. Der Hals sollte wie folgt untersucht werden: M. sternocleidomastoideus, M. splenius capitis und M. Rectus capitis.
5. Kiefermuskeln - M. Pterygoideus (Kiefer-Winkel), M. Masseter und M. temporalis (Stressabbau, Verkrampfung, langsame Immunantwort etc.)
6. M. Iliopsoas - öffnet das Feld zu den Organen
7. M. Rectus abdominis - (Energie-Unterstützung)
8. Schambein (KI 11) – Ursprünge der großen Muskeln - Bauchmuskeln und Adductor longus.
9. M. Adduktoren (LE) (Stressabbau, Befreiung von Angst und Energie)
10. M. Tibialis

Die Behandlung der sozialen Komponente ist in dieser Strategie enthalten.

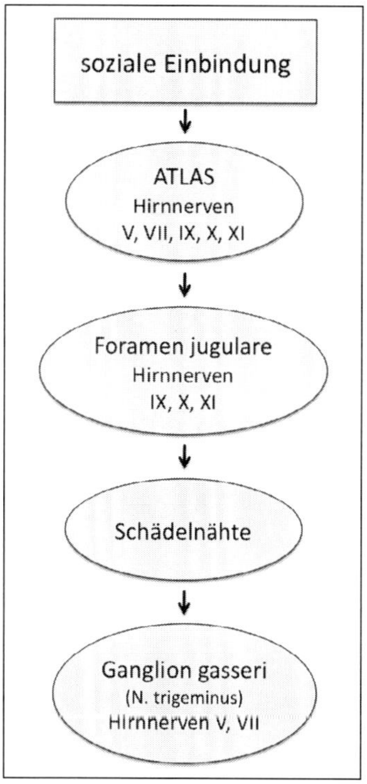

Die Kiefermuskeln und Hypothalamus sind sehr wichtig in mit Stress/ Trauma verbundenen Mustern und stellen einen Zugang zum Ganglion und dem Innenohr (der Trigeminus V und die Gesichtsnerven VII) dar.

Aufgrund der Kompensation und des „Einfrierens" durch ein oder mehrere Traumata in den Kiefermuskeln werden diese Muskeln in den ersten Sitzungen behandelt.

Um das System ins Gleichgewicht zu bringen, wird am Ende KI27 behandelt.

Der Stoffwechsel ist unausgewogen: Die Ernährung zeigt zu viele schnelle Kohlenhydrate, zu viel Gluten und Kuhmilch. Um einer Insulinresistenz und Gluten-Unverträglichkeit/-Empfindlichkeit entgegenwirken, wird empfohlen, die Ernährung auf den Glycoplan umzustellen und folgende Nahrungsergänzungen einzunehmen:

- Galactose gegen das unausgewogene Insulin und die relative Gluten-/ Milch-Intoleranz.
- Probiotische Unterstützung für Dünn- und Dickdarm: hilft, die Protease-Aktivität (Abbau von Morphin-Peptiden aus Milch und Gluten-haltigen Lebensmitteln) zu steigern. Aufgrund eines Leaky-Gut-Syndroms können Substanzen, die ungünstig für die Entwicklung und Funktion des Nervensystems sind, großen Schaden anrichten.
- D Vitamine und B-Vitamine (Entgiftung, Unterstützung des Nervensystems)
- Omega-3-Fettsäuren

5. Erste Behandlung

Zunächst sprachen Gabriella und ich über unsere Haustiere. Gabriella ist tierlieb, aber die Sozialpädagogin sagt, dass man nicht sicher sein könne, wie sie Tiere behandelt, wenn sie nicht überwacht wird. Gabriella suchte sich als Musik Kinderlieder aus und experimentierte mit der Mechanik der Therapieliege sowie deren Temperatur. Sie krabbelt selbst hinauf, legt sich hin und bekommt eine Fahrt nach oben und unten auf der Liege.

Sie beginnt sich zu entspannen und ich frage, ob sie einverstanden ist, dass ich ihre Beine berühre.

- M. Gastrocnemius / M. Soleus (ein wenig schmerzhaft)
- M. Tibialis

Nach einer Weile fragte ich, ob es in Ordnung ist, wenn ich ihren Bauch und ihren Rücken berühre.

- Sternum/ M. erector spinae oberflächlich (nur halten)
- Diaphragma (Ren 17) / M. Latissimus dorsi (Bl 17);

zeigen sichtbare Veränderungen in der Atmung.

- Nach einer Weile fragte ich, ob es in Ordnung ist, dass ich ihren Kopf berühre.
- Narben über der Kranznaht
- Überprüfung der Augenbewegungen - das linke Auge zeigt Bewegungsmängel

Für das Gleichgewicht:
- M. Scalenus anterior; Niere 27

Ich fragte die Betreuerin wie sie die Wirkung von Ritalin auf Gabriella einschätzen, da ich aufgrund ihrer Geschichte und meinen Beobachtungen das Gefühl hatte, dass es ihr nicht hilft. Die Antwort war, dass es diesbezüglich Meinungsverschiedenheiten unter den Mitarbeitern gab: Einige sagen, dass es ihr geholfen hat, während andere meinen, dass sie Probleme mit dem Medikament hatte.

Es gab eine Diskussion darüber, wie wichtig es wegen der Melatonin-Produktion ist, an einem dunklen Ort zu schlafen. In Grönland ist es über sechs Monate auch nachts sehr hell.

Es wurde vereinbart, auf eine Ernährung mit reduzierten Kohlenhydraten nach dem Glycoplan, zusammen mit den vorgeschlagenen Nahrungsergänzungen umzustellen, um den Energiestoffwechsel zu unterstützen.

Augen-Übungen: ein Durchgang mit offenen Augen, aber dann mit geschlossenen Augen üben – jeden Tag.

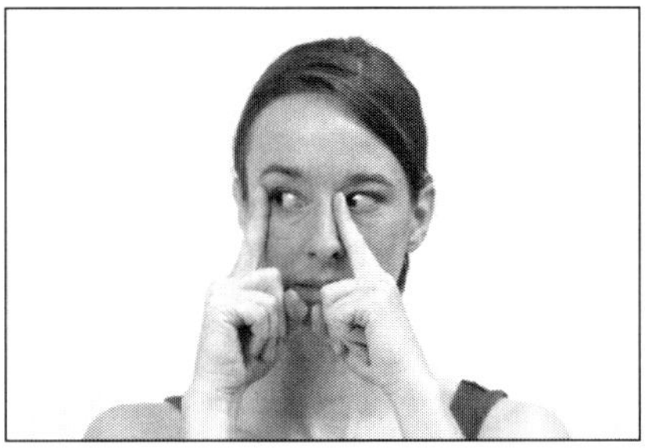

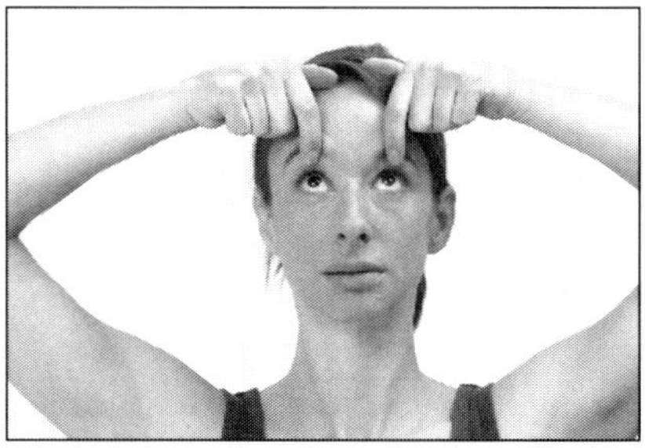

6. Fortlaufende Analyse

Die Patientin scheint sehr entspannt.

Es gibt mehr Blickkontakt und mehr Leben in ihren Augen. Sie scheint die Therapiestunde, während derer die volle Aufmerksamkeit bei ihr ist, genossen zu haben.

7. Weitere Strategie

Während der nächsten Sitzung bzw. Sitzungen können wir uns hoffentlich mehr auf die Behandlung von M. Scalene und Atlas konzentrieren.

8. Strategie für die zweite Behandlung

Da Gabriella die meiste Zeit in einer isolierten Hütte an einem Fjord lebt, kann die zweite Behandlung nicht vor Ende September stattfinden.

Die Sozialpädagogin zeigt mir ein Foto; das Bild zeigt Gabriella beim Malen, während sie im August mit zwei Sozialpädagogen in der Hütte lebte.

Aufgrund der Erfahrung während des Malens an diesem Tag kontaktierten sie die Psychiater wegen des Ritalins.

Sie malte jeden Morgen und war wie in einer anderen Welt. Sie füllte ein Blatt Papier vollständig aus, und es gab eine Erklärung für alles, was sie gemalt hatte. Genau an diesem Tag waren es ganz besondere Zeichnungen.

Sie saß die meiste Zeit da und wischte sich die Stirn, strich die Haare weg und brach plötzlich völlig zusammen; sie sagte: „Ich kann nicht mehr, ich denke die ganze Zeit daran, als meine Mutter mich geschlagen hat, ich kann nicht mehr." Es war eine sehr intensive Erfahrung.

Sie denkt über ihre frühe Kindheit nach; vielleicht ist sie nun in der Lage zu verarbeiten und die Erholungsphase zu beginnen?

Die Sozialpädagogin berichtet von folgenden Veränderungen:

- Gabriella nimmt nun kein Ritalin oder andere Medikamente mehr ein
- weniger affektive Ausbrüche
- besserer Schlaf
- sie hält sich im Großen und Ganzen an die Ernährungsvorschriften
- Die Institution hat Verdunklungsvorhänge in allen Schlafzimmern eingebaut.

9. Zweite Behandlung

Gabriella kommt diesmal voller Zuversicht in den Raum.

- M. Diaphragma (Ren 17) / M. Latissimus dorsi (Bl 17).
- M. Scaleni gleichzeitig auf der rechten Seite und auf der linken Seite auf M. Diaphragma und gegenüber hinterher. Linke Seite hat die höchste Spannung um C3/C4 (dort für mindestens zehn Minuten - Veränderungen in der Atmung).

Wir haben ein wenig zusammen gesungen – Teddybär-Lieder.

- Atlas – in liegender Position, denn sie wollte nicht im Sitzen behandelt werden. Ich konnte ca. zehn Minuten den Atlas behandeln, dabei machten wir auch einige Augen-Übungen. Ich habe versucht, sie dazu zu bringen, tief zu atmen, was aber nicht funktioniert hat.

Ich beendete die Behandlung, als sie anfing, laut zu gähnen.

- KI 27 (linke Seite hat die höchste Spannung)
- Augen-Übungen

10. Fortlaufende Analyse

Gabriella ist ausgesprochen ruhig und aufmerksam während der gesamten Behandlung. Sie redet viel über alles. Sie scheint sehr entspannt, aber ein wenig müde am Ende der Behandlung.

11. Strategie für die dritte Behandlung

Die dritte Behandlung findet Ende Oktober statt.

- Sie ist sehr zutraulich und springt sofort auf die Behandlungsliege.
- sie geht wieder zur Schule

• die heftigen, teils gewalttätigen Ausbrüche sind weniger geworden
• sie schläft gut

Ich werde mich auf M. Scalene, Atlas, M. Rectus abdominis, M. iliopsoas und vielleicht ein wenig auf die Kiefermuskeln zu konzentrieren.

12. Dritte Behandlung

- M. Scaleni auf der rechten Seite und gleichzeitig auf M. Diaphragma auf der linken Seite; danach gegenüberliegende Seite. Linke Seite hat die höchste Spannung um C3/C4 (Behandlung dort mindestens 10 Minuten)
- M. Rectus abdominis - nicht so schmerzhaft
- M. Iliopsoas - sehr behutsam
- Atlas/M. Rectus capitis – gute Drehung (heute im Sitzen); sie hat Spaß dabei, ihre Zunge rauszustrecken.
- Narben über der Kranznaht
- M. temporalis (mit offenem/geschlossenem Mund)
- KI 27
- Augen-Übungen (siehe oben)

13. Fortlaufende Analyse

Der Blickkontakt wird besser, in ihren Augen ist mehr Leben. Die Atmung ist erheblich verbessert.

14. Ergebnisse

Die Sozialpädagogin berichtet von folgenden Veränderungen:

- keine Medikamenten-Einnahme mehr
- weniger affektive Ausbrüche
- weniger gewalttätige Rituale (wie die Entfernung der Fingernägel – lediglich Dinge wie eine bestimmte Anzahl von Toilettenpapierblättern etc.)
- sie schläft viel besser
- ihre Atmung ist besser

SMS der Betreuerin an Lene (vom 20. Januar 2013)

„Hallo Lene, ich war mit Gabriella beim Kinderarzt – sie war positiv überrascht von Gabriellas Entwicklung. Sie ist jetzt im Bezug auf ihr Alter genau auf der Kurve, was ihr Gewicht und die Größe angeht, und macht einen gesunden Eindruck. Die Ärztin unterstützt die Behandlung und die Empfehlung, Zucker wegzulassen!“

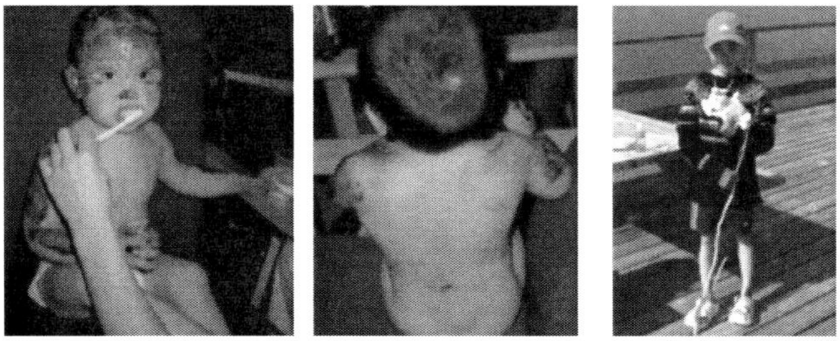

Vor der Therapie (2 Jahre alt)
und nach einer Behandlung (08/2012)

15. Weitere Behandlung und Analyse

Um nachhaltige Ergebnisse zu erzielen, ist es wichtig, die beteiligten Muskelketten in mehreren Behandlungen zu behandeln, vor allem Atlas, den Hals und die Kiefermuskeln.

Gabriella hat sich erheblich verbessert und geht wieder zur Schule. Sie ist klug, benutzt aber oft eine frühkindliche Sprache. Sie passt sich zu einem gewissen Grad gut an. Es gab viele gute Initiativen in Bezug auf Gabriellas Entwicklung. Die Einrichtung ist klasse, auch in Bezug auf die pädagogische Arbeit. In allen Belangen sind deutliche Fortschritte bei Gabriella in so kurzer Zeit zu sehen, aber es ist natürlich essenziell, dass die Behandlungen weiter fortgeführt werden.

Belastungen – vor und um die Geburt

Neben den klassischen Geburtstraumata können eine ganze Reihe von Belastungsfaktoren das Erleben und die Entwicklung von Kindern prägen und beeinflussen. Häufig sind entsprechende Stressreaktionen verdeckt, unterschwellig (kumulativ) kompensiert und fallen nicht direkt ins Auge. So können entsprechende Stresserkrankungen zeitlich auch wesentlich später zum Ausdruck kommen – und sich erst nach einer zweiten oder dritten zusätzlichen Belastung, gegebenenfalls Jahre verzögert, einstellen. So können Kleinigkeiten und Bagatelltraumata im Erwachsenenalter unerwartet große Probleme auslösen – die tiefere Ursache liegt dann in der Vergangenheit.

Damit sind wesentliche Ursachen oftmals nicht direkt offensichtlich – sondern erst nach ausführlichen Anamnesen und Untersuchungen herauszufinden. Viele entwicklungspsychologische, neuro-motorische, psychoemotionale und soziale Interaktionsstörungen sind vor dieser Betrachtung nicht über situative Stressoren der realen Gegenwart zu verstehen. Damit lassen sich sehr oft auch keine gravierenden Fehler oder Schuldige in der direkten Umwelt ausmachen. Die reduzierte Momentanalyse vieler Störungen und nur auf den kühlen Verstand aufbauende Ableitungen und Therapien reichen so nicht aus. Viele Kinder leiden still vor sich in. Von „Aussen“ sind viele Kränkungen,

Ängste, Frustrationen, Wut, Vermeidungstendenzen, Rückzugsverhalten und Entwicklungsstörungen nur schwierig einzuordnen. Das explizite Gedächtnis und das Vermögen der Betroffenen vor längerer Zeit Erlebtes in Sprache zu fassen, hilft typischerweise ebenfalls nicht weiter. Speziell bei Babys und Kleinkindern sind diese Gedächtnis -und Sprachfertigkeiten zudem noch gar nicht ausgereift. Neuromuskuläres Erleben und körperliche Zugangswege, ganzheitliches körperliches Erleben im Sinne von „Somatic Experiencing" unter stabilen Beziehungs- und Bindungsverhalten kann wesentlich weiterhelfen. Selbst wenn die Gründe der verschiedenen Symptomatologien und Störungen nicht bekannt sind, kann man über den Körper und sein Gedächtnis erfolgreich arbeiten. Die ursächlichen Belastungsereignisse und Hintergründe offenbaren sich häufig mit der Regulation im Verlauf der Behandlungen. Unsere Erfahrungen mit dem Konzept der Myoreflextherapie/Neuromuskuläre Traumatherapie und Entwicklungsaktivierung korrelieren exakt mit den Ergebnissen der Experten um Peter Levin.

„Häufig treten sie [die Belastungsereignisse] dennoch zutage, weil der Körper die Geschichte trägt und Kinder über die Beschwerden selbst deren Ursachen herausfinden. In vielen Fällen gibt der Körper den Blick auf seine Geschichte frei und zeigt auch den Weg, der wieder zurück zu Gesundheit und Ganzheit führt."[74]

Bei sehr vielen Störungen können die belastenden Ereignisse auch sehr weit zurück, zum Beispiel im Erleben der Eltern oder vorherigen Schwangerschaften liegen. Die Problematik liegt dann darin verborgen, dass sich „alte Symptome" mit neuen, jüngeren Symptomen vergesellschaften und verstärken.

Belastungsfaktoren während der Schwangerschaft mit potentiellem Risiko für traumatische Belastungsstörungen

1. depressives Verhalten der Mutter
   (mangelnde Resonanz und fehlender Blickkontakt)
2. Medikamente, Drogen, Alkohol, Nikotin
3. Zwillingsverlust
4. Induktionserfahrungen (künstliche Einleitung der Geburt)
5. Anästhesie
6. Forceps (Saugglocke)
7. Sectio (Kaiserschnitt)
8. Wehenhemmungs-Erfahrungen
9. Nabelschnurkomplikationen
10. Krankenhausbelastungen

1. Depressionen der Mutter

Bei fast zehn Prozent der schwangeren Frauen spielen depressive Stimmungen und Depressionen eine belastende Rolle. Vielfältige Hintergründe –

74 Levine, Peter A. / Kline, Maggie (2005). Verwundete Kinderseelen heilen. München: Kösel. S. 58.

stressassoziiert, reaktiv, sozial bedingt, negative Vorerfahrungen an die Geburt gekoppelt (z.B. erlebte Fehlgeburten), Fehlernährung oder ohne sichtbare Auslöser - haben alle Eines gemeinsam: Sie belasten die Entwicklung des Babys. Intensive Forschungsarbeiten haben nachgewiesen, dass der Stress der Mutter und die entsprechende Depressionschemie das Risiko für prä– und postnatale Entwicklungsverzögerungen und -störungen deutlich erhöhen. Die Regulation des Stressstoffwechsels, Bewegung, gezielte Ernährungssteuerung, Lichttherapie, Homöopathie, Psychotherapie, Kunsttherapie und Myoreflextherapie können hier sehr gut weiterhelfen. Mit Beruhigungsmitteln und Antidepressiva sollte äußerst zurückhaltend umgegangen werden.

2. Medikamente, Drogen, Alkohol, Nikotin

Die meisten Medikamente belasten mit ihren Nebenwirkungen und Wirkungen die Mutter ebenso wie das ungeborene Kind. Die sogenannte Blut-Hirnschranke ist in der Schwangerschaftszeit noch nicht ausgereift und damit durchlässig für Medikamente und deren Abbauprodukte. Die Entgiftungsenzyme der Leber sind während der Schwangerschaft wesentlich empfindlicher und schnell überlastet. Sie belasten damit den fötalen Kreislauf und das sich entwickelnde Gehirn. Sehr viele Medikamente führen zu Veränderungen der Darmperistaltik und zu Störungen des Zuckerstoffwechsels. Auch scheinbar sichere Medikamente beeinflussen ganz sicher die Chemie des embryonalen Gehirns.

„Mamas und meine gemeinsame Plazenta", so der Doktor weiter, „würde unerwünschte Stoffe zwar fleißig herausfiltern, aber neben Tabakqualm und Alkohol würden gerade auch Medikamente und deren Abbauprodukte ungehindert hindurchgelangen und die akribisch aufeinander abgestimmten Anweisungen meines ‚Chemiebaukastens' durcheinander bringen. Besonders empfindlich und somit besonders gefährdet ist übrigens mein Gehirn einschließlich meines Nervensystems. Aus diesem Grunde besitzt mein Gehirn noch einen zusätzlichen Filter, die sogenannte ‚Blut-Hirn-Schranke'. Das Problem ist aber, dass sich diese gerade erst im Aufbau befindet und noch nicht einsatzbereit ist. Und das wird bis zu meiner Geburt auch so bleiben. Mögliche fatale Folgen beim Griff zur Tablettenschachtel liegen auf der Hand: Die verschiedensten Wirkstoffe und Gifte können über Mamas Blut in mein Blut gelangen und so direkt auf die Entwicklung meines Gehirns einwirken, zum Beispiel indem sie sich als falsche Signalgeber in die Bauanleitungen meines Gehirns einschleichen."[75]

3. Zwillingsverlust

Zwillingsschwangerschaften sind wesentlich häufiger als Zwillingsgeburten. Blutungen in den ersten Schwangerschaftswochen, kleine Zwischenblutungen aber auch nicht offensichtliche Komplikationen sind während der

75 Moll, G. / Dawirs, R. / Niescken, S. (2006). „Hallo, hier spricht mein Gehirn". Eine Entdeckungsreise von der Zeugung bis zum Schulanfang. Weinheim: BELTZ. S. 23.

ersten drei Schwangerschaftsmonate häufig mit dem Verlust einer befruchteten Eizelle, mit einem sogenannten Zwillingsverlust gebunden. Dieses Erleben ist für den überlebenden Föten ein vital bedrohliches Ereignis und kann auf ihn auf mehreren Ebenen schwer traumatisierend wirken. Auf einer neurophysiologischen Ebene können Erstarrung, Kollaps, Verbindungsabbruch zur Mutter und Totstellreflex die Stresstoleranz des Ungeborenen bis ins spätere Leben prägend beeinflussen. Die zusätzliche Belastung eines schwierigen Geburtsvorganges würde zum Beispiel in diesem Szenario auf einen schon vorbelasteten Boden fallen – und sich damit unverständlich heftiger auswirken als bei anderen. Sehr vielfältig können diese frühen Erfahrungen viele Empfindungen, Gefühle und Verhaltensweisen bis ins Jugend- und Erwachsenenalter „verschatten".

Speziell in der Prä- und Perinatal-Psychologie wird dieser Hintergrund als sehr dramatisch eingeschätzt. „Manchen Statistiken zufolge treten 80% der Menschen ihre Reise als Zwillinge an. Das scheint mir eine hohe Zahl, zumal es nur 10% Zwillingsgeburten gibt. Unabhängig davon geschehen in den ersten drei Monaten die meisten Zwillingsverluste. Als Zwilling zu inkarnieren und später diesen engen Kontakt zu verlieren, wirkt generell stark traumatisierend. Das verlassene, verletzliche Wesen zieht verschiedene Schlüsse daraus, die prägend auf sein ganzes Leben wirken. Daraus können Lebensmuster entstehen, in denen Themen wie Verrat, Vertrauen, ständiger Todeswunsch, die vergebliche Suche nach einem idealen Partner und eine vernichtende, lähmende Sehnsucht nach dem Unerreichbaren wiederkehren. Wenn der Zwillingsverlust nicht erkannt und betrauert wird, wenn die Wut und Verzweiflung nicht anerkannt wird, kann dies zu schweren psychischen Störungen führen."[76]

4. Induktionserfahrungen

Die Einleitung der Geburt auf einen gewünschten Termin wird heute fast zum Alltag. Normalerweise synchronisieren sich Kind und Mutter für den optimalen Geburtstermin. Dabei signalisiert das Baby der Mutter über Hormone den perfekten Zeitpunkt für den natürlichen Ablauf der Geburt. Nach Aufnahme dieses Signales vom Organismus der Mutter führt deren Hormonantwort zum Einsatz der Wehen. Wenn die fremdgesteuerte, desynchronisierende Geburtseinleitung vom Baby traumatisch erlebt wird, können Ambivalenzkonflikte bezüglich Abhängigkeit / Unabhängigkeit, Regression / Aggression oder Schwierigkeiten in Entscheidungsfindungsprozessen im späteren Leben gebahnt werden.

5. Anästhesie

Aus der Liste sehr vieler Medikamente, die im Zusammenhang mit Schmerzen um die Geburt zur Debatte stehen, hat die PDA (Periduralanästhesie) die

76 Schmid, B. / Emerson, W. (2012). Wunder der Menschwerdung. Ein Hand- und Übungsbuch für pränatale und Geburtsprozesse. Bäretswil: Eigenverlag. S. 49.

geringste Nebenwirkung auf die Babys. Die Betäubung und Immobilität der Mutter und die Chemie der Medikamente im fötalen Blutkreislauf wird von den Babys jedoch sicher wahrgenommen. Das „Wegtreten“ der Mutter wirkt sich unter Vollnarkosen wesentlich stärker und bedrohlicher, gegebenenfalls bis zum Totstellreflexverhalten, aus. In der Überlagerung mit zusätzlichen Stressoren werden hier möglicherweise die ersten Weichen in Richtung Anfälligkeit für Verhaltensstörungen gestellt.

6. Forceps

Der Einsatz der Saugglocke wird in der Regel nur nach langen Geburtsverläufen, bei Geburtsstillstand und bei vitaler Bedrohung des ungeborenen Babys angewendet. Schmerz, Erschöpfung und Kraftverlust der Mutter auf der einen Seite – das Steckenbleiben und Versagen, die Geburt aus eigenen Kräften selbständig durchzustehen und die unphysiologisch schmerzhafte, körperliche Gewalt der Saugglocke am Kopf der Babys kann sehr oft traumatisch auf sein Erleben einwirken. Emotionale Dysbalancen, exzessives Schreien, Berührungsempfindlichkeit, Kopf –und Nackenbeschwerden, Schädelasymmetrien und KISS-Syndrom können ihre ersten Wurzeln im Stressorchester eines Saugglockentraumas finden.

7. Sectio

In modernen Gesellschaften wird es immer üblicher, gebärenden Frauen einen Kaiserschnitt zu empfehlen. 70% der Brasilianerinnen und 35% der schweizer Frauen bringen ihre Kinder über einen Kaiserschnitt zur Welt. Unphysiologisch, unvorbereitet und unerwartet wird so der sichere Raum des Ungeborenen verletzt. Die ersten Körpererfahrungen und Wahrnehmungen beginnen mit einem unerwarteten Griff, der das Baby aus seiner geborgenen Umgebung herausholt. Dazu kommen Lärm, plötzliche Lageveränderungen und die Atmosphäre des Operationssaales. Speziell Notfallkaiserschnitte sind oft mit schwierigen Gefühlen und Angstzuständen der Mutter und auch der Babys gekoppelt. Muskelhypotonien, Desinteresse an der Umwelt und Orientierungsschwierigkeiten lassen sich oft bis in diese Geburtsbelastung zurück rekonstruieren.

8. Wehenhemmungsbelastung

Um die Komplikationen von Frühgeburten zu vermeiden, können Wehenhemmer die schwangeren Mütter sehr gut entlasten. Die vitale Bedrohung der drohenden Frühgeburt wird jedoch durch die Nebenwirkungs-Stresschemie der wehenhemmenden Medikamente verstärkt. Dies kann sich ausdrücken durch Muskelzittern, Unruhe, Atemnot und Pulsbeschleunigung. Das Spektrum dieses Stressmusters kann die Entwicklung beeinflussen und kann später bei zusätzlichen Belastungen und Stressoren wiederaktiviert werden. Überschießende Stressantworten, reduzierte Stresstoleranz und emotionale Schieflagen im Kindes- und Jugendalter entwickeln sich also häufig nicht aus heiterem Himmel, sondern haben eine lange Geschichte – zurück bis zur Geburt.

9. Nabelschnurkomplikationen

Wenn die Nabelschnur zu kurz oder mehr als einmal um den Hals geschlungen ist, wird dieser Zustand für das Babys sehr bedrohlich. Mangelversorgungen in der letzten Phase der Schwangerschaft oder abfallende Herztöne bei den Wehen können zu Notfallmaßnahmen wie Saugglocke oder sekundärer Sectio zwingen. Engegefühle, Platzangst, Störungen der Haltung und der Balance, muskelinduzierte Symmetriestörungen der Kopfgelenke und Migräne können in diesen Belastungen ihren Ursprung finden.

10. Krankenhausbelastungen

Geburtsverletzungen, operative Eingriffe, invasive medizinische Untersuchungen und Behandlungen, Immobilität und Getrennt-Sein von den Eltern, sind relativ häufig übersehene, unterschätzte und doch sehr verbreitete Ursachen von Traumata und komplexen Symptomatologien bei Kindern. Angst und Schreck der Eltern verstärken das Erleben der Bedrohung, der Hilflosigkeit und des Ausgeliefertseins. Selbst bei vorbildlicher Fürsorge des Klinikpersonals sind Kinder in ihren Bewältigungsstrategien überfordert, Bewegungseinschränkungen, die Atmosphäre und Vorbereitungen vor einer Operation, Spritzen, Infusionen und ungewohnte Medikamente, Apparate, Licht und Geräusche von Intensivstationen richtig einzuordnen. Unter erhöhter Sensitivität und emotional übererregtem Organismus kann jedes falsche, unfreundliche oder krankheitsfixierende Wort die Kinder für lange Zeit überlasten. Wenn die inneren Ressourcen der Kinder überschritten werden, können sich verschiedene auffällige Verhaltensweisen zeigen. Resignation, Hoffnungslosigkeit, Insomnia (Schlaflosigkeit), Appetitiverlust, Bauchschmerzen, Übelkeit, Muskelübererregung, Verbindungsabbrüche und „Wegträumen“ sind nicht selten.

Kompliziert sind sekundäre Traumafolgen, welche sich individuell auf die Geschichte und das Erleben der Kinder aufpfropfen können. Diese Verhaltenssymptome können im motorischen Vermeidungsverhalten (z.B. nicht mehr selber laufen wollen) die Bewegungsentwicklung, die Rehabilitation nach Operationen, die Balance –und Koordinationsfertigkeiten sowie die psychomotorische Entwicklung gravierend beeinträchtigen. Die psychomotorische und psychoemotionale Entwicklung kann gegebenenfalls wie zum Stillstand kommen. Panik, Flashbacks, Ängste, ausgeprägte Licht- und Geräuschempfindlichkeit und regressive Verhaltensmuster können mit dysfunktionalen Erregungsmustern im Gehirn jeglichen Entwicklungs- und Lernprozess hemmen.

Unter diesen Dissoziationen und erlebten Verbindungsabbrüchen wirken Kinder wie aus oder neben sich, ruhelos und stark abgelenkt in ihrer Aufmerksamkeit. Schon erlernte Fähigkeiten können im Sinne einer Regression vorübergehend wie verlorengehen. Die Folge ist, dass sich die normale Reifung und Entwicklung nicht mehr durchsetzen können. Betroffene Babys und Kleinkinder werden so neurologisch auffällig, sind in ihren Stimmungswechseln und Emotionen nur noch schwierig verstehbar und fallen schließlich schnell in die Kategorie Retardierung oder gar Behinderung. Hier gibt es zentrale Lösungen, um die traumatischen Belastungen zu erkennen. So sollte eben nicht gegen Symptome und Pathologien angekämpft werden, sondern in einem Setting von Geborgenheit, Sicherheit und Vertrauen Kontakt geknüpft werden. In einem zweiten Schritt können über intelligente Stimulationen die traumaassozierten, primären Symptome langsam erkannt und von den sekundären Störungen differenziert werden. Über das Gedächtnis des Körpers und seiner Gefühlslandschaft können traumatische Belastungen aufgehoben und überwunden werden. Im therapeutischem Dialog können dann natürliche Entwicklungsprozesse wieder in Gang gebracht werden.

Aysel, 9 Jahre

Von Peter Riedesser haben wir gelernt, dass viele Auffälligkeiten und Symptome als Bewältigungsversuche im Umgang schwerer verdeckter Belastungen zu sehen und zu würdigen sind.

„Symptome können zum einen Coping-Bemühungen darstellen, zum anderen aber auch Folge von funktionalem oder auch dysfunktionalem Coping sein. Die Symptomatik, die einer traumatischen Lebenserfahrung folgt, kann als zunächst sinnvoller Selbsthilfeversuch verstanden werden, der jedoch wenn er länger andauert, zu Dysfunktionen nicht nur im intrapsychischen und interpersonellen Kontext sondern auch auf der somatischen Ebene führen kann.“[77]

Und nun zu Aysel:

„Die Vorstellung des Mädchens erfolgte über das Rechtsmedizinische Institut unserer Klinik (der Klinik für Kinder- und Jugendpsychiatrie und Psychotherapie, Universitätsklinikum Hamburg Eppendorf, Opferhilfestelle). Aysel war gemeinsam mit ihrer sechs Jahre älteren Schwester Opfer von häuslicher Gewalt durch den Kindsvater. Sie sei als Säugling vom Vater während eines Raptus‘ gegen eine Schrankkante geworfen worden. Im Beisein der älteren Schwester habe der Vater der Patientin außerdem im Säuglingsalter eine Pistole an den Kopf gehalten und der Mutter mit der Tötung des Kindes gedroht. Mehrfach sei er nach der Trennung der Eltern (Aysel sei damals gut ein Jahr alt gewesen) gewaltsam in die Wohnung eingedrungen und habe zweimal versucht, sich mit Tabletten zu suizidieren, wobei beide Kinder Zeugen gewesen seien. Vor allem unter Alkoholeinfluss habe der Vater beide Kinder häufig brutal geschlagen.

Aysel und ihre Schwester wurden in der Trauma-Ambulanz psychotherapeutisch betreut. Die Untersuchung ergab eine schwere PTSD-Symptomatik

77 Krüger, A. / Brüggemann, A. / Riedesser, P. (2004). Die Trauma-Ambulanz für Kinder, Jugendliche und deren Familien am Universitätsklinikum Hamburg-Eppendorf. ZPPM 4. S. 19-44. S. 21.

bei Aysel. Triggersituationen, die eine Assoziation zur Person des Vaters herstellten, lösten Intrusionen aus, die sich in Flashbacks äußerten. Daneben bestanden psychosomatische Beschwerden. Außerdem zeigten sich eine diffuse Angstsymptomatik sowie dissoziative Symptome.

Im ersten Behandlungsabschnitt wurde neben psychoedukativen Elementen eine juristische Beratung der Mutter durchgeführt, durch die eine Zurückweisung und Distanz des Vaters erreicht werden konnte. Der reale Sicherheitsstatus der Mädchen, insbesondere Schutz vor wiederholten unvorhersehbaren Kontakten mit dem Vater, war Behandlungsvoraussetzung für das einzeltherapeutische Setting.

Aysel wählte kreativtherapeutische Elemente, um ihrem inneren Erleben Ausdruck zu geben. Dass sie sich in ihrer seelischen und körperlichen Integrität bedroht fühlte, drückte sie immer wieder bildnerisch und szenisch im Spiel aus. Auf der Basis des imaginativen psychotherapeutischen Vorgehens nach Reddemann wurden Distanzierungsübungen durchgeführt. Elemente wie der „sichere Ort“, „Helferwesen“ etc. wurden spieltherapeutisch und im bildnerischen Schaffen gemeinsam mit der Patientin eingeführt. Aysel konnte das Therapieangebot als hilfreich wahrnehmen. Der Therapeut bot eine korrigierende Beziehung mit einem liebevoll-zugewandten männlichen Objekt an, welche Aysel nach anfänglicher Ängstlichkeit dankbar annahm. Der Mutter wurde es durch die begleitenden Elterngespräche möglich, mehr auf die traumabedingten Bedürfnisse des Kindes einzugehen. Die anfänglich schwere Symptomatik war zunehmend regredient.“[78]

Kevin

Im Buch „Verwundete Kinderseelen heilen“ von Peter Levine, bekommen wir über die Geschichte von Kevin eine Ahnung davon, wie ein operativer Eingriff und damit verbundene Spitalaufenthalte die Entwicklung nachhaltig prägen können. Sein Beispiel zeigt uns einen Weg, wie ein daraus entstandenes autistisches Verhalten wieder aufgelöst werden kann:

„Die Eltern des drei Jahre alten Kevin sind betroffen über sein „autistisch anmutendes“ Spiel. Er legt sich wiederholt auf den Boden, versteift seinen Körper und gibt vor, zu sterben und langsam wieder ins Leben zurückzukehren, wobei er „Rettet mich… rettet mich!“ ruft.

Niemand kam auf die Idee, dass frühere Operationen, die „erstaunlich gut“ verlaufen waren, Kevin mit solcher Macht im Griff haben könnten. Da die Operationen, die in seiner frühesten Kindheit durchgeführt worden waren, sein Leben retteten, wurden sie nie mit seinem eigentümlichen Wiederholungsspiel in Verbindung gebracht. Seine Kreativität und seine Fähigkeit, Freude zu empfinden, blieben solange gedämpft, bis Kevin aktiv darin unterstützt wurde, seine Geschichte durch Spielen weiterzuentwickeln. Auch seine soziale Reife war verzögert: Kevin hatte mit seinen dreieinhalb Jahren bislang

78 Romer G. / Riedesser P. (2004) Beziehungstrauma und Bewältigung bei sexuellem Missbrauch. ZPPM 4. S. 47-61. S. 37f.

nur in der Nähe von Kindern gespielt, anstatt mit ihnen (paralleles Spielen ist typisch für Zweijährige).

Um Kevin zu helfen, wurde ihm ein Sortiment kleiner Spielzeugfiguren vorgelegt. Sogleich suchte er sich Ritter mit Schilden und Schwertern aus und stellte sie in einer Reihe auf, damit sie „die Bösen" (Plastiksoldaten) vernichten konnten. Aggressiv „erschlug" er alle „Soldaten" bis auf den letzten. Auf die Frage, wer „die Bösen" seien, die von den Rittern gerade getötet worden waren, antwortete er zum großen Erstaunen seiner Mutter ernsthaft: „Ärzte". Die Verbindung zwischen seinem aggressiven Spiel und seinem medizinischen Trauma war nun offensichtlich. Durch fortgesetzte Unterstützung begann Kevin, sein Spiel zu variieren. Er bewegte sich auf eine kreative Lösung zu und war schließlich so weit, seinen Ärzten zu danken! Dieses erfreuliche Ergebnis stellte sich von selbst ein, nachdem er seine Angst und seine Wut über die Erfahrung im Krankenhaus im Spiel ausgedrückt hatte."[79]

79 Levine, Peter A. / Kline, Maggie (2005). Verwundete Kinderseelen heilen. München: Kösel.

III Auffälliges Schreiverhalten (Schreibabys)

„Kinder werden nicht erst zu Menschen – sie sind bereits welche." (Janusz Korczak)[80]

Jakob

Vorgeschichte: Die Geschichte von Jakob erreichte und berührte mich bereits während der Problemschwangerschaft seiner Mutter. Jakobs Großeltern berichteten mir telefonisch, wie ihre Tochter Martina im Anschluss an einen beruflichen Langstreckenflug im sechsten Schwangerschaftsmonat mit vorzeitigen Wehen, Bluthochdruckkrisen, Übelkeit, Erbrechen und Rückenschmerzen in die Universitätsklinik eingewiesen wurde und jetzt streng liegen müsse.

Alles Nötige würde unter dieser Betreuung getan. Aber ihre Tochter sei völlig verzweifelt, könne trotz Medikamenten nicht schlafen und hätte nachts Herzschmerzen. Wir verordneten Sepia C30 – drei Gaben über drei Tage, jeweils zwei Globuli. Bereits nach der ersten Gabe verbesserten sich die Beschwerden der werdenden Mutter signifikant.

Das Spezialistenteam der Klinik beschloss gemeinsam mit der Mutter, Jakob an einem Montag in der 33. Schwangerschaftswoche per Kaiserschnitt und unter PTA zu entbinden, beziehungsweise „das Kind zu holen".

Nach der Geburt im November 2008 wird Jakob zu einem „Schreibaby", mit klassischen Dreimonatskoliken, welche durch einen starken Milchschorf mit Juckreiz verkompliziert werden.

Im April 2009 wird Jakob in unserem Zentrum für interdisziplinäre Therapien in Konstanz mit einer ausgeprägten Gedeihstörung, Muskelhypotonie, Neurodermitis, aufgeblähtem Bauch, asthmatischer Atmung und immer noch als Schreibaby vorgestellt. Die erweiterte Anamnese bringt eine Serie wichtiger Details zum Vorschein. Jakobs Mutter Martina war bis zum sechsten Monat der Schwangerschaft eine sehr engagierte Frau mit Führungsposition im Beruf des Hotel- und Gastronomiegewerbes.

Trotz Schwangerschaft, Erbrechen, Übelkeit und Rückenschmerzen leistete sie mit zehn bis zwölf Stunden täglicher Arbeitszeit ein sehr stressiges Alltagspensum. Zudem führten Heißhunger zu „Fressattacken" und extremer Appetit in relativ kurzer Zeit zu starkem Übergewicht. Aktuell zeigte sich Martinas Mutter mit Jakobs Schrei- und Gedeihstörung deutlich überfordert, auf der Suche nach einer Kinderkrippe: „Ich versuche wirklich mein Bestes – keine Ahnung was ich falsch mache – aber ich halte es nicht mehr aus!" Der Ehemann, seit 2008 mit Martina verheiratet, wirkte unbeteiligt und bestätigte die Vorinformationen von Martinas Mutter: „Er ist unselbständig wie ein Kind und kann unserer Tochter keinerlei Unterstützung und Hilfe bieten."

Auf die Frage inwieweit ihr Mann sie entlasten könne berichtet Martina, dass er Jakob leider gar nicht zur Ruhe bringen könne und selbst mit dem Wickeln überfordert sei. Irgendwie benötige Sie auch die Hilfe ihrer Eltern.

80 Korczak, Janusz (1979). Von Kindern und anderen Vorbildern. Gütersloh: Gütersloher Verlagshaus.

Während jedoch ihr Vater Jakob stets zur Ruhe bringen könne und mit sehr guter Energie auf ihren Sohn einwirken würde, sei ihre Mutter hysterisch, unerträglich und panisch – so dass Jakob nach Kontakt mit ihr eher noch mehr „außer sich" sei.

In der ersten Sitzung behandelte ich Jakob mit sanften Berührungen auf dem Arm seiner Mutter. Über Punkte der „motorischen Ruhe" am Hinterhaupt, Stress-release über Regulationen in der Region der ventralen Halswirbelsäule und des Atlasquerfortsatzes wurde Jakob entspannt und schläfrig. Untermalt mit Obertongesang stützte ich den Rücken von Jakob und hielt die andere Hand auf sein Bäuchlein. Mit geringem Palpationsdruck wurden die Rippenbögen, die sternokostalen Übergangszonen, die Beckenkämme und M.iliacus- und M.iliopsoas-Fasern behandelt. Im Stabilisierungsprozess wurden zudem die Zonen der Brustwirbelsäule (BWK 3-7), des thorakolumbalen Überganges (BWK 10-12) und schließlich die Lendenwirbelzonen (LWK2 – LWK4) akzentuiert stimuliert. Im entspannten Atemverhalten schläft Jakob indessen ein. Während Jakob nun mit seiner Mutter entspannt im Behandlungsraum bequem sitzen bleibt, übernehme ich die schon vorher eingeplanten Folgebehandlungen der Großeltern mit den „Aufhängern" BWS-Syndrom und „Rückenschmerz" in einem separaten Behandlungszimmer. Neben und um die Behandlung der neuromuskulären „Stress-Muskel-Region" der Kaumuskeln spreche ich die 1944 geborene Großmutter Elisabeth auf ihre „Geschichte" und Schwangerschaften an. Daraufhin beginnt Elisabeth unmittelbar heftig zu weinen und zu schluchzen. „Ich kann auch nichts dafür und ich habe mein Bestes getan, dass sie gesund zur Welt kommen kann und nicht ‚abgeht'." Dies drückt den bedrohlichen Stress ihrer Schwangerschaft mit Martina eindrücklich aus. Auf drei Monate mit Übelkeit, Erbrechen, Herzrasen und Schlaflosigkeit folgten fünfeinhalb Monate einer strengen Liegeschwangerschaft mit drohender Abortgefahr und „Dauerangst", das Kind zu verlieren. Bei der Geburt seien, aufgrund großer Blutverluste, sie und ihr Kind fast gestorben.

In einer Zwischenanalyse offenbart sich, was der erfahrene Familienpsychotherapeut, Psychoanalytiker und Baby-Körper-Psychotherapeut Franz Renggli wie folgt zusammenfasst: „Aus Erfahrung weiß ich, dass vor allem Eltern und insbesondere Mütter, denen die Betreuung der Kleinkinder in unserer Gesellschaft meist einfach überlassen wird, zu Schuldgefühlen neigen und sich sofort fragen: Was habe ich denn alles falsch gemacht, wenn mein Baby so sehr weinen muss, wenn es durch mich so stark verletzt worden ist?"[81]

„Es ist nicht die Schuld ‚böser Eltern', wenn der ‚Dialog' zwischen Vater und Mutter, oder Eltern und Kind nicht funktioniert. Es ist dies keine Frage von Schuld! Dort, wo Schwierigkeiten und starke Ängste auftauchen, liegt eine eigene unverarbeitete Verletzung verborgen, ein noch unentdecktes Trauma der eigenen Kindheit des Vaters oder der Mutter. Ihr Kind gibt Ihnen jetzt umgekehrt die Möglichkeit, ihre Schattenseite kennen zu lernen." (ebd.)

81 Renggli, F. (2001). Der Ursprung der Angst. Antike Mythen und das Trauma der Geburt. Düsseldorf: Walter. S. 21.

Diese Hintergründe erfordern ein familien-systemisches Konzept, in dem Jakob innerhalb einer „nährenden Gemeinschaft“ „nährende Beziehungen“ erleben und entwickeln kann. Für eine „Spezial-Regenerationswoche“ wurden alle Familienmitglieder inklusive der Schwestern von Martina und deren Kinder Marc und Miriam nach Konstanz eingeladen. Im Rahmen einer „Urlaubswoche“ mit Kontextveränderung, Entschleunigung und viel Zeit füreinander wurden zweimal pro Tag interdisziplinäre Therapien individuell für alle Beteiligten eingeplant. Miteinander führen Klangtherapie, Musiktherapie und Myoreflextherapie zur mehrdimensionalen Stabilisierung. Im gemeinsamen Essen erleben alle Beteiligten eine Akzentverschiebung. Kuhmilchprodukte, Süßgetränke, zuckerreiche Babynahrung und glutenhaltige Nahrungsmittel werden vom Speiseplan gestrichen. Martinas Patenkinder Miriam und Marc kümmern sich seit dieser Woche liebevoll und rührend um Jakob. Die allgemeine Entstressung und die produktive Bearbeitung und Reflexion der belastenden Schwangerschaften in Gesprächen zwischen Oma und Mutter eröffnen eine optimale Regulationskraft für Myoreflextherapie und Musiktherapie. Seit dieser Woche schläft Jakob durch und muss nicht mehr schreien. Jakobs aufgeblähter Bauch löst sich, eine regelrechte Verdauung kommt in Gang und Jakob nimmt Gewicht zu. Die Gedeihstörung ist aufgehoben und überwunden.

Auffälliges Schreiverhalten

Wenn unstillbares und anhaltendes Schreien über mindestens drei Wochen an mindestens zwei Tagen pro Woche mehr als drei Stunden pro Tag anhält, spricht man bei den Betroffenen von „Schreikindern“ und exzessivem Schreien. Häufiges, anhaltendes und übermäßiges Schreien, welches ohne erkennbaren Hintergrund eintritt und sich gleichzeitig über elterliche, pflegerische, beruhigende und erzieherische Interventionen nicht stillen lässt, entspricht einer frühen Regulationsstörung physiologischer Entwicklungsprozesse.

Typischerweise sind regulatorische Entwicklungsstörungen des Schreiens, der Nahrungsaufnahme und des Schlaf-Wachrhythmus eng miteinander verwoben. Fachleute sprechen von Komorbidität. “Als Dreimonatskolik bekannt ist das unstillbare Schreien, eine relativ häufige Regulationsstörung des Säuglings, die sehr früh zu Interaktionsstörungen zwischen Kind und Eltern führen kann.”[82]

Die Störung der Regulation des auffälligen Schreiverhaltens betrifft die physiologischen Signale für die Atemfunktion, die Stimmentwicklung, Hunger, Durst, Schmerz und Angstverhalten. So werden die Schreikinder meist schon ab der zweiten Lebenswoche mit erhöhtem Muskeltonus, herzzerreißendem Schreien, rötlich verfärbter Haut und geblähtem Abdomen auffällig.

Trotz immer häufigerem Vorkommen in kinderärztlichen, physiotherapeutischen und Myoreflextherapie-Praxen, fehlen der zunehmenden Zahl der “Schreikind-Ambulanzen“ epidemiologische Daten.

Unbehandelt, falsch verstanden oder bagatellisiert, steigt das Risiko für

82 Speer, C.P. / Gahr, M. (2005). Pädiatrie. Heidelberg: Springer. S. 1176f.

schwere Bindungsstörungen der Eltern-Kind-Interaktion und für psychische Erkrankungen.

Erschöpfungszustände, Schlafstörungen sowie der Verlust des Schlaf-Wach-Rhythmus von Eltern und Kindern können zu Burn-out, Depression und zu Kindesmisshandlungen führen.

Die Erfahrung zeigt, dass die Analyse der ätiologischen Faktoren entscheidend ist. So können muskelinduzierte Symmetriestörungen der Kopfgelenke, verdeckte Unterzuckerzustände, rechts-hemisphärische Entwicklungsverzögerungen, Nahrungsmittelintoleranzen, Zuckerverwertungsstörungen, Schmerzen, Fehlernährung, zerebrale Schädigungen, Infektionssyndrome, Ekzeme, geburtstraumatische Ereignisse oder unverarbeitete traumatische Prozesse im Leben der Eltern Hintergründe exzessiven Schreiens sein.

Differenzierte differenzialdiagnostische Blicke und gemeinsame interdisziplinäre Hilfsmaßnahmen führen sicher weiter. Während einige Babys nach wenigen regulationstherapeutischen Stimulationen wie Myoreflex, Cranio, und Ernährungsumstellung nicht mehr schreien müssen, erfordern andere Schreikind-Geschichten systematische psychotherapeutische, körper-psychotherapeutische, homöopathische oder psychiatrische Hilfe.

Melina

von Caterina Mosetter, Simon Schneider, Renate Staiger

Melina kam im Oktober 2010 durch Kaiserschnitt (wegen Wehenstillstand) zur Welt (Apgarwert 10-10-9). Im Sept. 2011 vereinbarte Melinas Mutter auf Anraten einer engagierten Sprechstundenhilfe ihres Kinderarztes zunächst einen Termin im Institut Haffelder (Versorgung mit einer neuroaktiven CD) und wenig später unserer Praxis in Herrenberg.

Aufnahmebefund:
Starke Tonusminderung der Skelettmuskulatur. Die motorische Entwicklung entsprach dem eines zwei bis drei Monate alten Kindes mit deutlich verminderter Armfunktion. Die Wahrnehmung war schwach und ein Blickkontakt nicht möglich. Es wurde von einer schweren Gedeihstörung ausgegangen.

Anamnesegespräch mit der Mutter:
Melina wurde aufgrund einer Wehenschwäche mit Kaiserschnitt entbunden. Alles verlief danach "normal", es wurde nur ein kurzzeitiger Blutzuckerabfall bei Melina nach der Geburt festgestellt. Melina wurde als gesundes Kind entlassen.

Eine Blutzuckerkontrolle fand nicht mehr statt. Auch spätere, von den Eltern angestrebte Untersuchungen blieben ohne Befund. Eine Stoffwechselerkrankung wegen Gendefekt wurde ausgeschlossen.

Erst nach intensivem Vorgehen der Eltern wurden bei Melina eine Sehnerv-Schwäche mit der Prognose zur starken Sehbehinderung und eine Entwicklungsverzögerung diagnostiziert.

Behandlungsverlauf:

Bei Melina wurde sofort mit einer ketogenen Ernährungsumstellung durch kohlenhydratreduzierte Säuglingsnahrung sowie mit Myoreflextherapie begonnen. Unterstützt wurde die Therapie mit Galileo-Training auf dem Kipptisch, Musiktherapie und gezielter Entwicklungsaktivierung.

Schon nach wenigen Wochen verbesserte sich Melinas Zustand deutlich. Sie nahm an Gewicht zu, begann sich zu drehen und der Muskeltonus normalisierte sich. Aber besonders beeindruckend war Melinas Wahrnehmung. Schon nach kurzer Zeit begann sie ihre Augen einzusetzen, lernte zu fixieren und Gegenständen mit den Augen zu folgen.

Im April 2012 kam es nach einer Mehrfachimpfung zu einer kurzzeitigen Verschlechterung.

Im September 2012 wurden bei Melina nach mehrwöchigem Sommerurlaub mit sehr intensivem positivem Beziehungserleben innerhalb der Familie noch einmal deutliche Fortschritte sichtbar. Die konsequente Therapie wurde weiterhin durchgeführt.

Die Behandlungen bei Melina erforderte große Flexibilität. Zeitweise war es notwendig, die Behandlung getrennt von ihrer (ebenfalls subliminal traumatisierten) Mutter durchzuführen. In Zeiten starken Fremdelns wurde sie zum Teil auf dem Bauch ihres Vaters behandelt.

Singen, Summen und Obertonsingen ziehen Melina in den Bann und regen ihre Mundmotorik und Stimmbildung an. Ein Jahr nach Beginn der mehrdimensionalen Therapie kann die nun zweijährige Melina sehen, sich kriechend und krabbelnd fortbewegen und richtet sich zum Stehen auf. Sie beginnt zu „Lautieren“ und zu „Brabbeln“.

Beim Einsatz des Galileo-Standgerätes werden Melinas zunehmendes Interesse und ihre motorischen Fähigkeiten noch deutlicher sichtbar. Sie sitzt, steht auf dem Galileo, und kann gleichzeitig einen Ball werfen.

Melina und ihre Eltern werden trotz guter Prognose noch längere Zeit therapeutische Begleitung brauchen.

Heute (am 27.02.2013) ist das Sinnessystem vom Melina, Gleichgewicht und Balance weitgehend altersentsprechend und normal entwickelt. Aktuell holt Melina auch ihre Sprach-Entwicklung wie im Zeitraffer nach.

Schwierige belastende Gefühle einer Mutter in der Schwangerschaft

Schwierige belastende Gefühle einer Mutter in der Schwangerschaft können folgende Auswirkungen auf ihr Baby haben:

- Eine kürzere Schwangerschaftsdauer: Neigung zu Frühgeburt
- Geburtskomplikationen
- Tod vor oder während der Geburt oder Neigung zu plötzlichem Kindstod in den ersten Monaten
- Niedriges Geburtsgewicht

- Exzessives Schreien – oder aber die Neigung zur Apathie: ein ruhiges, scheues, eingeschüchtertes Baby
- Koliken / Ernährungsschwierigkeiten, d.h. Neigung zu Erbrechen oder Durchfall oder aber Verstopfung
- Wenig Schlaf / Schlafstörungen
- Exzessives Anklammern oder reduzierte soziale Reaktion / Rückzug bis hin zu Autismus
- Generelle Neigung zu Krankheiten: Das Immunsystem ist unterdrückt, was zu Infekten und entzündlichen Prozessen führt
- Erniedrigtes Neugierdeverhalten, gestörte Aufmerksamkeit, reduzierte Freude, Antriebs-, Interesse- und Lustlosigkeit
- Unruhige, rastlose Babys: Hyperaktivität. Gestörte Aufmerksamkeit zusammen mit Hyperaktivität sind die Grundlage für das Aufmerksamkeitsdefizit und Hyperaktivitätssyndrom: ADHS
- Ein hohes Furcht- und Schreckverhalten, Panikbereitschaft v.a. in fremden Umgebungen, bei fremden Menschen oder in Trennungssituationen
- Eine geringe Selbstregulation der Gefühle: Babys haben Schwierigkeiten in ihr inneres Gleichgewicht zurückzukehren; sie sind auch nur schwer zu beruhigen. Sie haben eine niedere Frustrationstoleranz
- Verzögerte motorische Entwicklung und Sprachentwicklung
- Verminderte Lernfähigkeit, Intelligenz und Gedächtnisstörung

Renggli, F. (2012). Die pränatale Psychologie im Brennpunkt zwischen Wissenschaft und Spiritualität. *Online: http://www.franz-renggli.ch/de/artikel.html.* S. 6f

---

Paula

von Caterina Mosetter, Wolfgang Fasser, Renate Staiger

Paula wurde im November 2009 durch einen geplanten Kaiserschnitt (wegen diagnostizierter Placenta praevia) entbunden. Bei der Entbindung führte ein hoher Blutverlust zur bedrohlichen Krise der Mutter. Paula wurde sechs Monate voll gestillt.

Bei einer Untersuchung, die erst auf Drängen der Eltern hin stattfand, wurde eine verzögerte Entwicklung diagnostiziert. Paula konnte keinen Blickkontakt aufbauen, entwickelte sich nicht wie gleichaltrige Kinder und tolerierte keine Bauchlage. Die mit dem siebten Lebensmonat begonnene Vojtatherapie wurde von den Eltern nach dem 13. Lebensmonat wegen des vielen Schreiens abgebrochen.

Im März 2011 kam es nach immer wiederkehrenden Infekterkrankungen zu wiederholten Zusammenbrüchen von Paula. Die Mutter berichtet das Kind war wie „leblos".

Aufgrund der Empfehlung einer anderen betroffenen Mutter, kam Paula im Dezember 2011 mit ihrer Mutter in unsere Herrenberger Praxis.

Aufnahmebefund:

- motorische Entwicklung zwölf Monate mit starker Neigung zu Opisthotonus
- verstärkter Speichelfluss, Blickkontakt schwer möglich
- starke motorische Unruhe, geringe Beziehungsfähigkeit

Behandlungsverlauf:
Paula konnte Berührung nur schlecht ertragen. Deshalb wurde schon früh zusätzlich mit Musiktherapie und gezielter spielerischer Entwicklungsaktivierung begonnen. Die Mutter wurde in die Therapie mit einbezogen, um das Geburtstrauma zu behandeln. Paulas Nahrung wurde durch eine weitgehend kohlenhydratfreie Ernährung ersetzt. Die Infektanfälligkeit nahm ab und Paula machte Entwicklungsfortschritte.

Innerhalb dieses zurückliegenden Jahres mit vielen Myoreflextherapiebehandlungen, gezielter Entwicklungsaktivierung und Musiktherapie lernte Paula alleine laufen, lässt sich ohne Schreien behandeln, nimmt Kontakt auf, fixiert und kann sich längere Zeit mit etwas beschäftigen. Es werden noch weitere Jahre begleitende Therapien notwendig sein, um Paulas Entwicklung zu unterstützen.

Hintergrund: Geburtstraumata und frühe Prägungen

Belastungen im Kontext der Geburt

Im Kontext der Geburt gibt es verschiedene Aspekte von traumatischem Erleben. Sturzgeburten, Nabelschnurumschlingungen, Geburtsstillstand, Saugglockengeburt, Zangengeburt, Kaiserschnitt, Geburtsverletzungen und stressvolle Geburt nach Beckenendlage und Sterneguckerpositionen gehören für Säugling und Mutter zu den klassischen perinatalen Geburtstraumata mit besonderen psychischen und mit außergewöhnlichen, körperlichen, bedrohlichen Krafteinwirkungen.

Durch Komplikationen und Stress gezeichnete Schwangerschaften, Klinikaufenthalte und über mehrere Wochen verordnete Bettruhe für die werdende Mutter können das ungeborene Kind genauso wie die Mutter stark belasten. Kriseninterventionen vor oder nach der Geburt stellen für das Ungeborene stets eine vitale Bedrohung dar. Heute wissen wir, dass ein verengter Bewegungsspielraum und mangelndes Bewegungsverhalten die physiologische Entwicklung der Ungeborenen, besonders im Säuglings- und Kleinkindalter erheblich hemmen können. So sind spezielle Lageverhältnisse im Mutterleib für die Ungeborenen zum Teil sehr anstrengend. Unter den Rahmenbedingungen von Beckenendlagen, Sterneguckerpositionen und Plazentainsuffizienz ist nicht nur der besonders eingeschränkte Bewegungsraum fatal, sondern auch die physiologische Ausrichtung und Reifung der Kopfgelenksregionen werden gestört.

Abweichungen von der idealtypischen Lage des Kindes können zu Verzögerungen des Geburtsverlaufes mit Komplikationen und realen Gefahren für das Kind führen.

Verschiedene Formen der Beckenendlage, hoher Geradstand, hintere Scheitelbeineinstellungen, tiefer Querstand, die hintere Hinterhauptslage und verschleppte Querlagen können Risiken für den Geburtsvorgang mit sich bringen. Erfahrene Geburtshelfer oder notfallmäßige Entscheidungen für eine Sectio können lebenserhaltend werden. Hypoxie und Energiemangelzustände sollten früh erkannt und adäquat versorgt werden.[83]

Eine Schlüsselstelle in der Früherkennung und Versorgung möglicher Komplikationen nimmt der Berufsstand der Hebammen ein. In einem interdisziplinären Miteinander sind Hebammen nahe beim Kind und nahe bei der Mutter; sie nehmen deren Empfinden auf und koordinieren die Situation mit den klinischen Notwendigkeiten und Bedürfnissen.

Hyperemesis gravidum, Plazentainsuffizienz, Placenta praevia, vorzeitige Wehen, invasive Diagnostik und häufige Untersuchungen, Wehen hemmende Medikamente, Übertragungen, Wehen auslösende Medikation, Gestose, HELPP-Syndrom, peridurale Anästhesie und Narkosen bei der Geburt sowie Kriseninterventionen mit Verlegung auf die Neonatologie können die notwendige enge Beziehung und Bindung zwischen Ungeborenem und/oder Neugeborenem erheblich trüben oder – in besonders bedrohlichen Situationen – abbrechen.

Solche Bindungsunterbrechungen können die Beziehungsgestalt und die Entwicklung „im Spiegel der Mutter“ – „in Beziehung“ erheblich negativ prägen. Das Selbst- und Weltverständnis der Säuglinge erlebt so nicht nur Erschütterungen, sondern wird in den Grundfesten verletzt. Solche seelischen Verletzungen sind nicht so offensichtlich wie physische Wunden, sondern sind hinter partiellen Derealisierungs- und Depersonalisierungsprozessen in individuellen Bedeutungsräumen der Kinder versteckt. Als „letzter Ausweg“ bleibt die bestmögliche Kompensation – das noch *minimal kontrollierbare Ausdrucks- und Handlungsfeld.*[84] In der Plus-Symptomatik können dies Hyperarousal und Schreien sein – in der Minussymptomatik Atonie, Apathie und „Nicht-Entwicklung“. Leiberleben, Körperbild, Momente des „sich selbst gewahr Werdens“ sind unter diesen Bedingungen eingeengt und traumatisch geprägt.

Pränatal gehören vital bedrohliche Erlebnissituationen der Mutter und des Vaters, Infektionskrankheiten der Mutter und/oder des Kindes, chronisches Angsterleben der Mutter, Unfälle sowie psychisch und physisch erlebte Gewalt der Mutter und des Kindes in die Kategorie Trauma.

Bezüglich des Stoffwechsels können auch Stoffwechselentgleisungen der Mutter, Essstörungen, Adipositas, diabetische Stoffwechsellage mit Fressattacken, Bluthochdruckkrisen und Substanzmissbrauch traumatisierend auf den Säugling einwirken.

Panik- und Angststörungen, Depression und chronisches Konflikterleben der Eltern können ebenfalls zu einer Traumatisierung der Säuglinge führen. Postnatal können sich muskelinduzierte Symmetriestörungen der Kopfgelenke, respiratorische Insuffizienz, chronische Sympathikusaktivierungen, reduzierte Vagusaktivitäten und Nahrungsmittelunverträglichkeiten in Richtung traumatischen Erlebens auswirken.

---

83 Goerke, K. (2006). Taschenatlas der Geburtshilfe. Stuttgart: Thieme. S. 200-211.

84 Fischer, G. / Riedesser, P. (2003). Lehrbuch der Psychotraumatologie. München, Basel: Reinhardt.

Im Kleinkindesalter können ein nicht ausreichend entwickelter oder dysfunktionaler Muskelsinn und verzögerte Leistungen des vestibulären Systems zu einer reduzierten räumlichen Orientierung und Störungen der Motorik führen. Es kommt zu einer stetigen Überforderung mit chronischer Stressaktivierung. In diesem Zusammenwirken können Lageveränderungen, schnelle Bewegungen, laute Stimmen, mehrere Menschen im Raum, Hell-Dunkel-Kontraste und visuelles Nicht-erfassen-können sowie versagende Greifbewegungen auf Dauer traumatisierend erlebt werden. Wenn der eigene Körper als unsicher erlebt wird – und die Spiegelungsvorgänge im Gegenüber misslingen, wird die Umwelt als überwiegend bedrohlich wahrgenommen. Hilflosigkeit, schutzlose Preisgabe, die Unfähigkeit zu handeln, sich zu wehren, zu flüchten oder gar zu kämpfen, erinnern in diesem Erleben an die Definition von Trauma und traumatischem Prozess. Was den Kleinkindern noch an minimal kontrollierbarem Handlungs- und Ausdrucksvermögen bleibt, sind Schreien, Krampfen, Unruhe, Spucken, Spastizität mit Kopfüberstreckungen, totstellreflexartige Muskelaktivierungen, Trinkschwäche, Apathie und Weinen.

Werden die Verhaltensweisen nicht richtig verstanden, können sich zu kurz greifende Therapieversuche retraumatisierend und für die spätere Entwicklung fatal auswirken.

„Pseudoberuhigung" schreiender Kinder mit Maltodextrin (purer Zucker!) bis sie schlafen, Beruhigungsmittel, manipulative Therapien, Therapiestress, gewaltsame Reflex-stimulierende Behandlungspunkte, Fixierungen aber auch „Abwarten", bis sich die Probleme „verwachsen" sind schädlich und kontrainduziert. Als besonders geeignet haben sich Leib-Psycho-Therapiekonzepte der neuromuskulären Traumatherapie um das System der Myoreflextherapie bewährt.[85]

Die Herangehensweisen der EEH (Emotionale Erste Hilfe)[86], der „Behandlung durch Berührung", über sanfte „Schmetterlingsmassage", leibmusikalische Klangerfahrung, Musiktherapie, Babymassage, Craniosacral-Therapie und „Kinaesthetics"/„Infant handling" tragen ebenso Wesentliches zur Entwicklungsaktivierung hin zu den physiologischen Reifungsprozessen bei. Für die Betreuung der Eltern können psychotherapeutische und kunsttherapeutische Sitzungen sehr hilfreich sein.

Eine weitere Dimensionsebene im Thema Geburtstrauma erfasst als zusätzliche Äthiologie besondere biografische Ereignisse im Leben der werdenden Mütter. Traumatische Ereignisse um die Geburt der Eltern, insbesondere

---

85 Kilk, D. (2005). Myoreflextherapie als Trauma Komplementär Therapie. Merkmale, Verlauf, Ergebnis und Wirkungsprofil. Köln: Dissertation. Philosophische Fakultät der Universität zu Köln. ■ Paul, S. (2012). Paläopower: Das Wissen der Evolution nutzen für Ernährung, Gesundheit und Genuss. München: C.H.Beck. ■ Mosetter, K. / Mosetter, R. (2003). Kraft in der Dehnung. Ein Praxisbuch bei Stress, Dauerbelastung und Trauma. Düsseldorf: Patmos. ■ Mosetter, K. / Mosetter, R. (2005). Dialektische Neuromuskuläre Traumatherapie. ZPPM 2. 31-45. ■ Mosetter, K. / Mosetter, R. (2008). Traumatische Belastungen: Der Körper als Bühne und szenische Macht. ZPPM 1. 8-24. ■ Mosetter, K. / Mosetter, R. (2010)., Myoreflextherapie – Band 2. Regulation für Körper, Erleben und Gehirn. Konstanz: Vesalius. ■ Muth, K. / Bering, R. (2009). Trauma und Schmerz: Evaluation der Myoreflextherapie im Kontext der Mehrdimensionalen Psychodynamischen Traumatherapie. ZPPM 3. 25-35.

86 Harms, T. (2008). Emotionelle Erste Hilfe: Bindungsförderung – Krisenintervention – Eltern-Baby-Therapie. Berlin: Leutner.

der Mutter, negativ erlebte Intimität, Gewalterfahrungen, Missbrauch und chronische Erkrankungen können, nachdem die Erlebnisse über viele Jahrzehnte weit im Hintergrund und vergessen waren, über die Schwangerschaft eine „Aktualisierung“ erfahren. So sind die „alten Ereignisse“ nicht mehr nur im Vergangenen verborgen, sondern erlangen im Bedeutungs- und Erfahrungsraum der Mutter in der aktuellen Gegenwart um die Geburt zeitlos eine neue – erstmal nur sehr schwer zu begreifende – Kraft und Bedeutsamkeit.

Unreflektiert und unverarbeitet können sich alte Traumata so in einem Transgenerations-Effekt unmittelbar auf das neue Leben des Ungeborenen, des Säuglings oder des Kleinkindes auswirken.

Yara – meine Geschichte

Wie nicht nur schwere Erkrankungen das Erleben von Kindern prägen, sondern sekundäre, traumatisierende Veränderungen im Empfinden von sozialen Beziehungsschwierigkeiten das Leben grundsätzlich beeinflussen, beschreibt Yara.

Am 5.2.2007 schreibt Yara (geb. 25.1.88) ihr Geschichte:

Vor neun Jahren erkrankte ich an einem Kleinhirntumor (Medulloblastom). Die Gehirn-OP, die darauf folgenden sechs Wochen Bestrahlung und die einjährige Chemotherapie haben mein damals zehnjähriges Gehirn entscheidend geprägt und verändert.

Meine Geschichte fängt ziemlich harmlos mit einer normalen Angina im Januar 1998 an. Dazu kamen dann heftige Kopfschmerzen und Gleichgewichtsstörungen. Aber trotz aller Medizin wurde die Angina einfach nicht besser, sondern schlimmer. Meine Mutter und ich sind deshalb oft zum Arzt gegangen, aber immer sagte der nur ich würde vorpubertieren und bekam nur einfache Kopfschmerztabletten. Am 28. Februar aber war es so schlimm, dass ich mehrmals brechen musste. Es war eigentlich Samstag, aber es ging mir so schlecht, dass wir noch einmal zum Arzt gingen. Als wir dem Arzt erzählten, dass ich gebrochen hatte, gab er mir einen Überweisungsschein für die Uni-Kinderklinik in Freiburg. Ich habe mich total gefreut, weil ich noch nie im Krankenhaus war und es da ja vielleicht Geschenke von meinen Besuchern gäbe. In Freiburg wurde mir dann gleich ein Zugang gelegt und Blut abgenommen. Anschließend musste ich in die Kernspintomographie. Ich legte mich auf die Liege und wurde in eine Röhre geschoben. Darin sollte ich mich ca. 20 Minuten möglichst nicht bewegen und nebenher wurde mir über den Zugang ein Kontrastmittel gespritzt. Danach hieß es warten und nochmals warten. Dann endlich kam der Arzt ins Wartezimmer und „verkündete“ uns, dass ich einen Gehirntumor (ein Medulloblastom) hatte. Wir waren wie geschockt, daran hatten wir nun überhaupt nicht gedacht.

Jetzt ging alles ganz schnell, denn mein Tumor war schon im Endstadium und ich drohte jeden Moment ins Koma zu fallen. Ich weiß dann nur noch, dass der Anästhesist mir das Betäubungsmittel spritzte und mich eine Krankenschwester zu meiner Beruhigung mit einem Spiel ablenkte. Dann bin ich auf dem Operationstisch eingeschlafen. Fünf oder sechs Stunden wurde ich operiert. Nach dem Aufwachen konnte ich zwei Wochen nicht mehr sprechen. Nach eineinhalb Wochen setzte dann schon die Bestrahlung ein. Im Rollstuhl zur Medizinischen Klinik, in die Frauenklinik und wieder ins Krankenhaus. Jeden Tag. Durch die Kopfbestrahlungen und die begleitende Chemotherapie fielen mir natürlich die Haare aus. Und das war für mich wirklich das Schlimmste. Denn ich hatte immer schönes, langes, dunkelblondes Haar. Ich musste alles wieder neu lernen, wie ein kleines Kind. Lesen, schreiben, malen… und vor allem laufen. Insgesamt war ich zehn Wochen am Stück im Krankenhaus. Dann folgten die acht Chemoblöcke. Nebenher ging ich aber wieder zur Schule. Ich musste halt alle sechs Wochen für drei Tage nach Freiburg zur Chemotherapie.

Heute muss ich nur noch einmal im Jahr zur Vorsorgeuntersuchung nach Freiburg. Ich werde meine Gleichgewichtsstörungen, meine Koordinationsschwierigkeiten und meine sonstigen körperlichen Einschränkungen, die die Krankheit hinterlassen hat, zwar immer behalten, aber ansonsten geht es mir gesundheitlich wieder gut. Meine seelischen Schäden aber sind geblieben. In der Grundschule, in der ich zur Zeit meiner Erkrankung war, hat man mich noch so akzeptiert wie ich war. Doch schon in der Hauptschule fing es an. Die Krankheit hatte mich doch sehr verändert. Zudem waren wir mitten in der Pubertät. Dann kam das eine zum anderen, ich war auf einmal eine begehrte Zielperson zum Ärgern, Auslachen und Piesacken. Deshalb habe ich mich von den Klassenkameraden total abgekapselt. Die früher so beliebte, alles meisternde und bewundernswerte Yara gab es nicht mehr. So habe ich mich dann durch die fünf Jahre Hauptschule gequälte. Die Myoreflextherapie hat mir in diesen Jahren sehr viel geholfen. Da war ich ganz normal. Sie repariert irgendwie von innen. Und laufen konnte ich damit auch immer besser.

Danach war ich so froh und wollte in Wolfach ein neues Kapitel aufschlagen. Ich dachte, auf einer Gesundheits- & Pflegeschule versteht man meine Position besser. Aber auch hier hat man mich nur belächelt, hinter meinem Rücken getuschelt und mich geärgert. Deshalb habe ich dann ein Jahr Praktikum im Kindergarten gemacht, und die Kinder gaben mir erstmals wieder das Gefühl irgendwo wirklich „aufgenommen zu sein“, weil kleine Kinder dich einfach so annehmen wie du nun mal bist. Das hat mir total viel bedeutet.

Vorgeburtliches Leben

Sehr verschiedene Stressoren können das vorgeburtliche Leben von Säuglingen und Kleinkindern entscheidend beeinflussen und tiefe Spuren hinterlassen. Sehr eindrücklich fasst dies Peter Levine, in seinem Buch „Verwundete Kinderseelen heilen“ zusammen.

„Oft äußern Eltern die Bemerkung „Aber sie war doch noch ein Baby, als das geschah“ oder „ Zum Glück ist das passiert, bevor er geboren wurde“ und gehen davon aus, dass der Einfluss dadurch abgeschwächt oder gänzlich ausgelöscht wird. Das zeigt ein weitverbreitetes Missverständnis darüber, wie Stress und Trauma in der frühen Kindheit erfahren werden. Was in der Zeit von der Fötalperiode bis ins zweite Lebensjahr hinein geschieht, bildet ein

Grundschema, das jedes System im Körper beeinflusst: das Immunsystem ebenso wie den Ausdruck und die Regulation von Gefühlen, die Belastbarkeit des Nervensystems, die Entwicklung der Kommunikationsfähigkeit und Intelligenz sowie auch die Selbstregulierungsmechanismen für so grundlegende Dinge wie Körpertemperatur und Hormonproduktion.

Wenn wir uns in Erinnerung rufen, dass die Standardreaktion auf Bedrohung „Kampf oder Flucht“ ist, leuchtet ein, dass zum Beispiel ein Säugling auf einen lauten Streit zwischen Eltern anders reagieren muss, weil ihm beide Möglichkeiten nicht zur Verfügung stehen. Da er zur Flucht aus dem Chaos nicht in der Lage ist, versucht er, sich anzupassen. Der kleine Körper wird sich vielleicht winden, wird seine Muskeln versteifen, die Verdauungsorgane zusammenziehen und den Rücken durchdrücken. Schließlich wird das Kind einfach in eine apathische Resignation verfallen. Das sich entwickelnde Gehirn organisiert sich dabei stärker um Überlebensfunktionen herum, was auf Kosten der Entwicklung der limbischen und kortikalen Bereiche des Gehirns geht, die für die Regulierung von Impulsen und Emotionen verantwortlich sind. Das heißt, es wird überwachsam in Bezug auf die Wahrnehmung von Gefahren. In anderen Worten: Das Gehirn wird so programmiert, dass Angst, Wut und Hilflosigkeit zum „normalen“ Grundgefühl des Lebens werden.

Dieses frühe „Geformtwerden“ hat enorme Rückwirkungen auf die Entwicklung des Gefühlslebens, des Verhaltens sowie auf das Stress- und Immunsystem eines Kindes. Ist es dauerhaft einer belastenden Umgebung ausgesetzt, reagiert es mit Benommenheit und Gefühllosigkeit, weil Angst und Schmerz immer unerträglicher werden. Daraus können sich Verhaltensmuster entwickeln, die während des ganzen Lebens wirksam sind und die Jahre später (normalerweise, wenn das Kind in die Schule kommt) als Schulphobie, Angststörung, Aufmerksamkeitsstörung (ADS), Hyperaktivität, Dissoziative Störung, Verhaltensauffälligkeit und Depression diagnostiziert werden. Dr. Bruce Perry kam bei Untersuchungen zu dem Ergebnis, dass Säuglinge und Kleinkinder, die frühzeitig und langfristig die Erfahrung von drohender Gewalt machen, für zahlreiche Lern- und Verhaltensprobleme prädestiniert sind.

In ‚Ghosts from the Nursery’ präsentieren die Autorinnen Robin Karr-Morse und Meredith S. Wiley überzeugende Forschungsergebnisse, die unsere Aufmerksamkeit für die Verletzlichkeit in den ersten 33 Lebensmonaten (24 Monate plus Schwangerschaft) wecken sollen. Sie betonen Faktoren wie Drogen-, Nikotin- und Alkoholkonsum der Mutter während der Schwangerschaft, Stresserfahrungen im Mutterleib bis hin zu Kopfverletzungen bei Säuglingen, körperlichem Missbrauch und emotionaler Vernachlässigung, die alle dazu beitragen, dass Kinder bereits mit einem überwältigten Nervensystem den Weg ins Leben antreten müssen. Die interaktiven Erfahrungen, die das Gehirn während dieser kritischen Phase formen, schaffen die Voraussetzungen für impulsives, gewalttätiges Verhalten und / oder mentale Störungen wie Depression und Angst. Es ist wichtig, sich daran zu erinnern, dass die erste Umgebung, die das Gehirn des Kindes gestaltet, der Leib der Mutter ist. Morse und Wiley schreiben: „Noch vor dem ersten Lächeln oder Wutanfall ist der Mutterbauch Gastgeber für einen interaktiven biologischen und neurobiologischen Tanz zwischen Mutter und ungeborenem Kind. Was die Mutter emotional berührt, beeinflusst auch das Kind. Das zeigt, dass die Erziehung mindestens gleich viel Einfluss hat, wenn nicht sogar mehr als die Vererbung. Das gibt uns Anlass zu der großen Hoffnung, dass unser Schicksal nicht von unserem Erbgut (DNA) festgelegt wird, sondern von unserem Verhalten und unseren Gefühlen – beides Bereiche, die wir verändern können."[87]

„Praktische Konsequenzen im täglichen Alltag"

Über pränatale Prozesse, Geburt, Geburtstrauma und ihre Auswirkungen schreiben William Emerson und Barbara Schmid in ihrem Buch „Wunder der Menschwerdung" sehr praxisnah.[88]

Emerson arbeitet und lehrt als „Babyexperte" um die Auswirkungen von Schock und Trauma vor oder während der Geburt in Petaluma (Kalifornien); Schmid arbeitet zu diesem Thema in der SIRT, der Schule für interdisziplinäre ressourcenorientierte Therapiemethoden in Bäretswil (Schweiz).

Symptom-Checkliste für Säuglinge

Bei Emerson u. Schmid finden sich gute Übersichten über trauma- und schockassoziierte Symptome:

„Bei Säuglingen nimmt man vieles direkt über die eigene Beobachtung wahr. Die Mutter kann uns mit ihren Gedanken und Gefühlen genau sagen, was beim Säugling vorgeht.

Beobachtungen beim Säugling:

- Bevorzugt das Wegdrehen des Gesichtes beim Gehaltenwerden
- Schreit und regt sich auf, wenn sich Gegenstände am Hals befinden
- Regt sich auf, wenn bestimmte Teile des Kopfes (oder Körpers) massiert werden
- Angst davor, auf oder in der Nähe von Treppen zu krabbeln
- Angst vor geschlossenen Räumen (wie große Pappkartons)
- Wutanfälle bei Einschränkungen und Begrenzungen
- Bevorzugt die Flasche statt der Brust
- Unruhe beim Füttern
- Treten und Stoßen während des Stillens
- Widersetzt sich, gehalten zu werden (windet sich, schreit und weint, wenn es aufgehoben wird)
- Widersetzt sich, in einem Kinderbett mit hohen Wänden zu liegen, und/ oder in einem zu kleinen Kinderbett
- Kriecht in die Ecken (z. B. des Kinderbetts)
- Vermeidet Augenkontakt bei Berührung oder Knuddeln
- Aufregung, wenn es auf die andere Seite rollt

---

87 Levine, Peter A. / Kline, Maggie (2005). Verwundete Kinderseelen heilen. München. Kösel.

88 Schmid, B. / Emerson, W. (2012). Wunder der Menschwerdung. Ein Hand- und Übungsbuch für pränatale und Geburtsprozesse. Bäretswil: Eigenverlag. S. 86-96.

- Aufregung, wenn Haare oder Gesicht gewaschen werden
- Erhebliches Schreien (mehr als 45 Minuten insgesamt pro Tag)
- Unklares Schreien (ein Drittel des Schreiens aus unbekannten Gründen)
- Alarm-Schreien (herzzerreißendes Schreien)
- Nächtliches Aufwachen (mehr als einmal pro Nacht)
- Viel Aufheben, Getue, Geschäftigkeit
- Aufregung bei Übergängen (z. B. ins Bett gehen, ins Geschäft zum Einkaufen gehen, in ein anderes Zimmer gehen, auf Urlaub gehen, neue Orte aufsuchen)
- Wenig Präsenz im Augenkontakt
- Fehlende Gegenseitigkeit (mit den Eltern die Erfahrung von Freude, Trauer usw. teilen)
- Widersetzt sich dem Fahren in Autositzen
- Widersetzt sich dem Zudecken mit einer Decke während leichten Schlafs
- Widersetzt sich dem Zudecken beim Einschlafen
- Widersetzt sich T-Shirt, die über den Kopf gezogen werden müssen
- Konsequente Zurückhaltung beim Angezogenwerden
- Widersetzt sich gegen zu festes Gehaltenwerden (länger als zehn Sekunden)
- Taktil abwehrend, wird nicht gern berührt“ [89]

Symptom-Checkliste für Kinder

- Schwierigkeiten etwas zu beginnen, sich mit dem Kopf voran in eine Aktivität zu stürzen
- Schwierigkeiten damit, etwas zu beenden
- Schwierigkeiten mit Ausdauer, Beharrlichkeit, Durchhaltevermögen
- Allgemeine Ängstlichkeit
- Leichte Reizbarkeit, wenn Grenzen gesetzt werden
- Extreme Reizbarkeit, wenn Grenzen gesetzt werden
- Vermeidet festes Gedrücktwerden
- Aufmerksamkeitsdefizite, Konzentration unterbrochen
- Verliert die Richtung, braucht Hilfe bei Reorientierung
- Beendet Aktivitäten, bevor sie abgeschlossen sind
- Erwartet Hilfe von anderen
- Bittet um Hilfe, obwohl diese nicht benötigt wird
- Testet Grenzen aus, ohne Ende
- Extrem eigensinnig; hasst es, wenn ihm geholfen wird
- Bittet um Hilfe und betrachtet es dann als Einmischung
- Braucht eindeutig Hilfe, aber widersetzt sich dieser
- Zurückhaltend beim Engagement in neuen oder familiären Aktivitäten
- Aufgaben sind begleitet von Frustration und Aufhören
- Kann Aufgaben vollenden mit Rettung und Hilfe

89 Schmid, B. / Emerson, W. (2012). Wunder der Menschwerdung. Ein Hand- und Übungsbuch für pränatale und Geburtsprozesse. Bäretswil: Eigenverlag. S. 181.

- Fühlt sich im Leben herumgezogen
- Aufgaben sind begleitet von Frustration und/oder Aggression
- Geringe Erfolge bei Anstrengungen, niedere Ziele
- Zuneigung ist begleitet von Frustration und/oder Aggression
- Sagt „Ich kann nicht“ statt „Ich will nicht“
- Lernschwierigkeiten, neurologisch weiche Zeichen
- Hat Impotenz-, Scheitern- und Rettungsphantasien
- Fühlt sich als Opfer
- Nimmt Autorität übel, testet diese kontinuierlich
- Ängstlichkeit vor Verpflichtungen
- Phobische Verschlossenheit und Intimität
- Angst vor geschlossenen Räumen
- Übertriebene Ängstlichkeit und/oder Depression
- Leicht gefangen in Wut und Feindseligkeit
- Impotenz in allen Formen (sexuell, verbal, usw.)
- Antisoziale Persönlichkeitsstörung
- Sadomasochistische Beziehungen
- Gewalt gegen Gesellschaft und gegen Menschen
- Endogene und exogene Depression
- Sagt oft „Ich kann nicht“
- Sagt oft „Ich stecke fest“
- Sagt oft „Ich brauche Hilfe“
- Quengelt, jammert und lärmt eher, anstatt Worte zu gebrauchen und zu kommunizieren
- Verletzt häufig den Körper an der gleichen Stelle
- Lernschwierigkeiten“[90]

Marco

Von Christine Bürgler

Marco wird im März 2012 im Komplementärmedizinischen Zentrum PARAMED in Baar zur ersten Myoreflextherapie-Konsultation vorgestellt. Er ist 18 Monate alt und wurde in der 28. Schwangerschaftswoche wegen schwerer chronischer Plazentainsuffizienz mit Sectio ersten Grades auf die Welt gebracht.

Marco verbrachte 13 Wochen im Kinderspital, davon acht Wochen auf der Intensivstation, wurde vier Wochen lang intubiert, wogegen er sich stark gewehrt hat und deswegen medikamentös ruhiggestellt wurde.

Problematik und Spontanangaben vor Behandlungsbeginn:

Marco konnte noch nie durchschlafen, ist nachts zwei Stunden wach (von zwei bis vier Uhr). Verweigert meistens Brei und feste Nahrung. Erbricht, wenn er feste Nahrung zu sich nimmt, wenn er sich aufregt, wenn er weint, hustet sowie

90 Schmid, B. / Emerson, W. (2012). Wunder der Menschwerdung. Ein Hand- und Übungsbuch für pränatale und Geburtsprozesse. Bäretswil: Eigenverlag. S. 182f.

beim Autofahren. Ein Gastroenterologe erwägt den Einsatz einer Magensonde.

Maltodextrin-Gaben, Osteopathie, Homöopathie und orofaziale Physiotherapie brachten keine Erfolge.

Reaktion auf die ersten beiden Myoreflex-Behandlungen; Behandelt wurden Atlas, Scaleni, Th1/2, Rippenbogen, Pterygoideus medialis sowie die infra- und suprahyoidale Muskulatur:

Marco hat mehr Interesse feste Nahrung in den Mund zu nehmen, steckt sich zum ersten Mal einen Löffel selbst in den Mund. Er schläft einige Male durch und erbricht seltener. Fängt an, Silben zu bilden. Er hält seiner Mutter den Hals hin, dass sie ihn dort streichelt (Scaleni).

Nach den ersten beiden Behandlungen erfolgen ein Besuch in der Gastroenterologie und drei Tage später eine Grippeimpfung. In der Gastroenterologie erbricht Marco mehrmals, gegen die Impfung versucht er sich (erfolglos) zu wehren. Danach geht es ihm wieder schlechter (Erbrechen, Durchfall, schlechter Schlaf).

In der dritten Behandlung geht es vor allem darum, wieder Vertrauen aufzubauen, damit sich Marco wieder berühren lässt.

Während der folgenden Wochen verbessert sich sein Zustand wieder. Nach weiteren fünf Behandlungen erbricht er nur noch selten (maximal einmal pro Woche). Er schläft oft durch, obwohl er zahnt. Er ist ruhiger geworden, kann sich länger mit etwas beschäftigen. Sein Blick ist entspannter. Er sucht mehr Nähe und hat mehr Interesse zu kuscheln. Auch während der Behandlung studiert er meinen Fuß und streicht mit dem Finger darüber. Seine Mutter sagt: „Wie ein anderes Kind".

Ein neuerlicher Besuch beim Gastroenterologen verläuft, ohne sich zu wehren und sich zu erbrechen.

In den folgenden Wochen steigt die Menge, die Marco an fester Nahrung zu sich nimmt. Er lernt aus der Trinkflasche zu trinken, öffnet den Mund weiter und macht neue Kaubewegungen. Erbrechen kommt kaum noch vor. Seine Mutter beschreibt ihn als fröhlicher, er lache mehr. Er beginne auch zu trotzen, was nicht mehr problematisch ist, da er bei Aufregung oder Weinen nicht mehr erbrechen muss.

Bis zum 5. Juli 2012 entwickelt sich Marco zu einem nahezu unauffälligen Kleinkind.

Stress aus der Umwelt schaltet Gene an und aus

Schon im Mutterleib werden entscheidende Weichen in Richtung Gesundheit oder Krankheit gestellt. Die Stresshormone, die Ernährung, das Bewegungsverhalten und der Lebensstil der Mutter prägen und verändern das Erbgut entscheidend. So bestimmt häufig nicht die *Genetik* unser Schicksal, sondern die *Epigenetik*: Also Umwelteinflüsse, welche ganze Genfamilien ein-, aus- oder umschalten können.[91]

91 Kegel, B. (2009). Epigenetik. Wie sich Erfahrungen vererben. Köln: Dumont. ■ Spork, P. (2009). Der zweite Code: Epigenetik – oder wie wir unser Erbgut steuern können. Reinbek bei Hamburg: Rowohlt.

Frühchen mit sehr niedrigem Geburtsgewicht sowie Kinder von dickleibigen Müttern erkranken häufiger an Regulationsstörungen mit Schreien, Dreimonatskoliken, Schlafstörungen, relativem Unterzucker, Anfällen und Zuckerverstoffwechslungsstörungen.[92]

Auch konnte gezeigt werden, dass gestresste und traumatisierte Kinder später viel häufiger unter Herzkreislauferkrankungen, Gefäßerkrankungen, Diabetes, Adipositas und neurodegenerativen Erkrankungen leiden.[93]

In detaillierten Genaktivitätsanalysen wurde entdeckt, dass Gene, die das Geburtsgewicht beeinflussen (Kandidaten für Insulin und IGF1) gleichzeitig wichtige Rollen für den Energiestoffwechsel, das Wachstum und für Krankheiten der Blutgefäße spielen. Was für sehr viele biologische Mediziner, Psychotherapeuten und Naturheilkundler schon immer selbstverständlich war, hat heute entscheidenden, evidenten Einfluss bei den Hochschulmedizinern genommen.[94]

Schon die Schwangerschaftszeit kann für die Gesundheit der Kinder genutzt werden. Darüber hinaus: es ist fast nie zu spät – auch größeren Belastungen während der Schwangerschaft und den ersten Lebensjahren kann über maßgerechte Umwelteinflüsse und Ernährung entscheidend positiv begegnet werden. Die schon seit einigen Jahren in Wissenschaftskreisen etablierte Fachdisziplin der *Nutrigenomik* lehrt, wie Mikronährstoffe und sekundäre Pflanzenstoffe aus Gemüse, Beeren, Pilzen und Wurzeln auch familiäre Risiken für Neuroerkrankungen, Depression, Adipositas, Erkrankungen des Gehirns und des Bewegungssystems abpuffern können. Für Säuglinge und Kleinkinder, die an sehr unterschiedlichen Störungen, Auffälligkeiten und Erkrankungen leiden, ist dieses Wissen entscheidend und eröffnet weitreichende therapeutische Möglichkeiten – welche vor der Zeit dieses Wissens nur „als Einzelfälle" für möglich gehalten wurden.

---

92 Merlot, J. (2012). Im Mutterleib entscheidet sich, wer krank wird. SPIEGEL ONLINE. www.spiegel.de/wissenschaft/medizin/epigenetik-entscheidet-bereits-im-mutterleib-ueber-krankheitsrisiko-a-844101.html.

93 Cousijn, H. / Rijpkema, M. / Qin, S. / van Marle, H.J. / Franke, B. / Hermans, E.J. / van Wingen, G. / Fernandez, G. (2010). Acute stress modulates genotype effects on amygdala processing in humans. Proc Natl Acad Sci U S A 107(21). 9867-72. ■ Felitti, V.J. / Anda, R.F. / Nordenberg, D. / Williamson, D.F. / Spitz, A.M. / Edwards, V. / Koss, M.P. / Marks, J.S. (1998). Relationship of childhood abuse and household dysfunction to many of the leading causes of death in adults. The Adverse Childhood Experiences (ACE) Study. Am J Prev Med 14(4). 245-58. ■ Gilbert, R. / Widom, C.S. / Browne, K. / Fergusson, D. / Webb, E. / Janson, S. (2009). Burden and consequences of child maltreatment in high-income countries. Lancet 373(9657). 68-81. ■ Goodin, D.S. (2006). Physical Trauma, Psychological Stress, and Multiple Sclerosis. In: Evans, R. (Hrsg.) (2006). Neurology and Trauma. Oxford: University Press. 678-688. ■ McGowan, P.O. / Sasaki, A. / D'Alessio, A.C. / Dymov, S. / Labonte, B. / Szyf, M. / Turecki, G. / Meaney, M.J. (2009). Epigenetic regulation of the glucocorticoid receptor in human brain associates with childhood abuse. Nat Neurosci 12(3). 342-8. ■ Merrill, D.A. / Masliah, E. / Roberts, J.A. / McKay, H. / Kordower, J.H. / Mufson, E.J. / Tuszynski, M.H. (2011). Association of early experience with neurodegeneration in aged primates. Neurobiol Aging 32(1). 151-6. ■ Mosetter, K. (2008). Chronischer Stress auf der Ebene der Molekularbiologie und Neurobiochemie. In: Fischer, G. / Schay, P. (Hrsg.) (2008). Psychodynamische Psycho- und Traumatherapie. Konzepte – Praxis- Perspektiven. Wiesbaden: VS Verlag f. Sozialwissenschaften. 77-98. ■ Tran, T.T. / Srivareerat, M. / Alkadhi, K.A. (2010). Chronic psychosocial stress triggers cognitive impairment in a novel at-risk model of Alzheimer's disease. Neurobiol Dis 37(3). 756-63.

94 Merlot, J. (2012). Im Mutterleib entscheidet sich, wer krank wird. SPIEGEL ONLINE. www.spiegel.de/wissenschaft/medizin/epigenetik-entscheidet-bereits-im-mutterleib-ueber-krankheitsrisiko-a-844101.html.

Riccardo

Mitarbeit von Hagen Stroh

Riccardo, geboren im August 2003, kam in der Kinderklinik eines akademischen Lehrkrankenhauses der Universität Freiburg zur Welt. Im Rahmen vorzeitiger Wehen wurde eine Spontangeburt in der 31. Schwangerschaftswoche eingeleitet. Nach Geburtsstillstand kam Riccardo durch Kaiserschnitt zur Welt. Mit respiratorischer Insuffizienz, Apnoe-Syndrom, Bewegungsatonie und Floppy-Baby-Syndrom wurde Riccardo auf der Neonatologie im Isolette versorgt. Die sehr ernsthafte Gedeih- und Reifestörung mit den ersten Anzeichen einer Fütterungsstörung und anhaltender respiratorischer Insuffizienz über 14 Tage veranlasste den Chefarzt der Kinderklinik, eine konsiliarische myoreflextherapeutische Behandlung für Riccardo auf der Neonatologie einzuleiten. Ateminsuffizienz und Fütterungsstörungen bei früh- und risikogeborenen Säuglingen führen für Eltern und Neonatologen zu großen Problemen bei der Ernährung- speziell nach der Entlassung in die häusliche Umwelt.

Nach Riedesser u.a. muss bei dieser häufigsten psychosomatischen Störung in der frühen Kindheit unbedingt an traumatisches Erleben um die vitale Bedrohungssituation der Geburt sowie der intensivmedizinischen Versorgung gedacht werden. Häufig kann man von einer posttraumatischen Fütterungsstörung sprechen.[95]

Im Bewusstsein dieses Wissens sollte der erste Kontakt mit dem betroffenen Säugling äußerst achtsam und liebevoll gestaltet werden. Keinesfalls darf invasiv oder manipulierend gearbeitet werden. Idealtypischerweise stehen beide Eltern neben dem Isolette von Riccardo.

Die erste Untersuchung und Behandlung auf der neonatologischen Abteilung der Kinderklinik am 31.8.2003 offenbarte gravierende neuromuskuläre Defizite der Nackenmuskulatur, Kopfhaltung in Hyperextension, ausgeprägte Muskelhypotonie mit weitgehenden Funktionsdefiziten der oberen und unteren Extremitäten. Auf der Gelenkebene korreliert dies mit einem gänzlichem Funktionsverlust und Subluxationsstellung der Kopfgelenke. Die inspiratorische Funktion der Mm. scaleni war aufgehoben, sodass das punktum fixum der Mm. scaleni sich auf die oberen Rippen – mit pathologischem Zug in die obere Halswirbelsäule von Riccardo verlagerte.

Eine sehr sanfte Haltetechnik der Nackenmuskelschichten am Hinterhaupt bei gleichzeitigem Palpationsdruck in den Mm. scaleni der vorderen Halswirbelsäule führte zu einer neuromuskulären Regulation der muskelabhängigen Symmetriestörung der Kopfgelenke. Riccardos erste Inspiration mit Anhebung des Brustkorbs eröffnete die tiefe Regulation der vorderen Halswirbelsäule (mit den ersten Finger- und Armbewegungen nach Lösung des funktionellen Plexus brachialus scalenus-Syndroms) und der Aufrichtung des Schädels über den Kopfgelenken. In spielerischer Seitneige drehte Riccardo seinen Kopf nach rechts und verlagerte so sein Gewicht auf die palpierenden Finger und damit

---

95 Wilken, M. / Scheer, P. / Dunitz-Scheer, M. (2004). Traumatisch bedingte Fütterungsstörungen bei Früh- und Risikogeborenen. ZPPM 4. S. 7-18.

auf die Muskeln des Querfortsatzes des ersten Halswirbels, des Atlas.

Nach ca. vier tiefen regelmäßigen Atemzügen in Brust- und Bauchatmung drehte sich Riccardo erstmals auf die andere Seite. Diesmal mit dem Gewicht seines Köpfchens auf die palpierenden Finger am Querfortsatz der gegenüber liegenden Muskelübergänge am Querfortsatz des Atlas.

Nach mehreren ruhigen Atemzügen drehte sich Riccardo auf den Rücken – sein Hinterhaupt auf den palpierenden Fingern. Jetzt nicht mehr in Hyperextension ohne Tonus, sondern in regelrechter Kopfhaltung; mit spontan physiologischerem Tonus der autochtonen Rückenmuskulatur. Riccardos Hände und Arme suchten dabei die ihn behandelnden Hände; sie tasteten und gingen zu seinem Mund. Riccardo begann sich zu erforschen und lautierte erstmals.

Am darauf folgenden Tag wurde Riccardo ohne unterstützende Beatmung in ein Bettchen verlegt. Nach einer weiteren Behandlung in der Kinderklinik und einem deutlichen Entwicklungssprung durfte Riccardo zu seinen Eltern nach Hause.

Ca. 50 myoreflextherapeutische Behandlungen (bis Juni 2006) stützten eine völlig normale Entwicklung und Reife Riccardos.

Michael

Wie Schreien eine psychodynamisch bedingte Beziehungserfahrung ausdrückt, beschreibt der Körper-Psychotherapeut, Psychoanalytiker und Babytherapeut Franz Renggli:

„Früher wurden Eltern und vor allem Mütter von weinenden Babys durch Gynäkologen und Kinderärzte beruhigt, Koliken seien die Ursache, welche nach drei Monaten wieder verschwinden würde. Blieb das Schreien, wurde dem Wachsen der Zähne die Schuld gegeben. Die Ärzte waren hilflos diesem Weinen ihrer kleinen Patienten gegenüber. Und die Mütter blieben ohnmächtig mit ihren leidenden Babys – ohne Unterstützung, die sie doch so dringend benötigt hätten. Und in allen Journalen, welche über das Schreien der Babys berichtet haben, konnte zum Schluss ein Hinweis gefunden werden, dass Eltern unbekümmert sein dürfen, denn durch dieses Weinen würde ein Baby keinen Schaden nehmen.

Heute hat sich diese Situation grundlegend geändert: In fast allen größeren Städten im deutschsprachigen Raum ist entweder eine Schreiambulanz eingerichtet worden oder es gibt Beratungsstellen für Mütter mit ihren Babys und kleinen Kindern. Die Behandlungsmethoden werden dabei immer mannigfaltiger.“[96] [...]

„Einleitend zu meiner Arbeit mit Babys möchte ich zuerst von einem zwei Monate alten Kleinkind berichten – ich will es Michael nennen. Durch seine Wein- und Schreianfälle ist die Mutter Elisabeth in eine extreme innere Spannung versetzt worden – sie erlebt dabei jedes Mal einen totalen Schweißaus-

96 Renggli, F. (2004). Babytherapie (In: Ludwig Janus (Hg.) Pränatale Psychologie und Psychotherapie, Ergebnisse der Pränatalen Psychologie Bd. 1, Mattes, Heidelberg: 159-173). Online: www.franz-renggli.ch/de/artikel.html. S. 1.

bruch. Zur Behandlung konnte der Vater nicht erscheinen, weil er sich in einer Prüfungssituation befand, Elisabeth wurde jedoch von ihrer eigenen Mutter, der Großmutter von Michael begleitet. Und eben zu Beginn der Sitzung zeigte Michael einen solchen Weinausbruch – der Schweiß rann der Mutter sofort am ganzen Körper aus allen Poren, als ob sie sich in einer Sauna befunden hätte.

In dieser Situation habe ich Elisabeth gefragt, ob sie eine Unterstützung der eigenen Mutter gebrauchen könnte, doch lehnt sie das klar ab, weil sie diese Beziehung als äußerst angespannt erlebt. Auf meine Frage, ob sie das von mir annehmen könne, möchte Elisabeth dies gerne ausprobieren und wünscht sich meine Hand als Stütze zwischen ihren Schulterblättern. Ganz langsam spüre ich die allmähliche Entspannung in ihrem Körper. Ihr Schwitzen wird schwächer und sie darf das Gewicht ihres Oberkörpers an meine Hand, an meinen Arm abgeben. Und schließlich ist Elisabeth sogar bereit, sich mit ihrem Rücken ganz an meinen Rücken anzulehnen. Und dabei hat sie das Gefühl, als ob sie sich zum ersten Mal in ihrem Leben ganz tief innerlich fallen lassen könnte. Michael ist in der Zwischenzeit friedlich eingeschlafen.

In dieser entspannten Situation möchte die Großmutter von Michael etwas von sich und von ihrer Familiensituation erzählen. Zwei Wochen nach der Geburt von Elisabeth fiel ihr älterer Sohn vom Balkon und musste eine längere Zeit im Spital verbringen. Sie als Mutter wollte für ihn da sein. Sie habe daneben ihre neu geborene Elisabeth viel alleine lassen müssen. Doch vielleicht noch gravierender sei die Geburt ihres nächsten Kindes gewesen, das mit einer schweren, mehrfachen Behinderung auf die Welt kam. Um auch diesem Kind eine Lebenschance zu geben, sei sie viel bei ihm in der Klinik geblieben. Elisabeth sei dadurch eindeutig zu kurz gekommen. So konnte sich nie eine ruhige Beziehung zwischen ihr und ihrer Tochter entwickeln – diese habe sie schon als Kleinkind abgelehnt. Eine erste vorsichtige Annäherung bahnt sich so zwischen Mutter und Tochter an. Und das Schwitzen von Elisabeth findet damit eine erste mögliche Erklärung: Durch das Weinen von Michael wurde jeweils ihr eigenes, frühes Kindheitstrauma wachgerufen.

Nach dieser einen Sitzung wurden die Weinausbrüche von Michael weniger heftig – die Schweißausbrüche von Elisabeth entsprechend schwächer. Durch diese entspanntere Situation, durch meine Bestätigung von ihr als gute Mutter und schließlich ihrem Verstehen woher ihre Schweißausbrüche herrühren, konnte sie Michael bei seinem Weinen wieder mit mehr Gelassenheit begleiten. Das frühe Band der Liebe zwischen Mutter und Baby war wieder hergestellt.“ (ebd., S. 4f)

IV Essstörungen (Magersucht, Anorexia nervosa)

In unserem Praxisalltag schauen wir auf verschiedene Begegnungen mit Mädchen zurück, die wir auf ihrem langen und schwierigen Weg aus der Magersucht begleiten durften. Im folgenden Kapitel versuchen wir auf einige Sichtweisen und das innere Erleben der Betroffenen einzugehen und diese mit effizienten therapeutischen und neuen wissenschaftlichen Erkenntnissen zu erläutern.

Die Magersucht ist nicht irgendein Krankheitsbild, das einen von heute auf morgen überfällt. Sie schleicht sich unauffällig ein und entfaltet einen ganz eigenen Charakter. Weil sie sich wie eine eigene Persönlichkeit verhält, stellt sie sich hier gerade selber vor:

Anorexia Nervosa – Das bin ich

„Wenn von mir, einer Anorexia Nervosa, gesprochen wird, denken die meisten an stark untergewichtige Menschen, die alles daran setzen, um nicht zuzunehmen. Wer nicht direkt betroffen ist, kann das kaum verstehen – gibt es doch unzählige Menschen, die wenig bis nichts zu essen haben und um jeden Bissen kämpfen müssen. Wer im Alltag die Augen offen hält, wird mein Erscheinen gar nicht so selten feststellen können. In der Regel bin ich jedoch sehr gut getarnt und arbeite lange Zeit im Verborgenen. Die Tatsache, dass sich Betroffene über meine Anwesenheit fast aushungern, trifft ab einem gewissen Stadium auch zu - die Auswirkungen meines schleichenden Zehrens sind jedoch viel komplexer, greifen tiefer und sind oft mit großem Leiden verbunden, welches mich wiederum nährt.

Meine Absichten sind vernichtend und können bis in den Tod führen. Ein Leben mit mir ist gedanklich fast nicht vorstellbar, aber ohne mich geht es irgendwann auch nicht mehr. Immerhin biete ich etwas ganz wichtiges: Kontrolle. Eine Art von Sicherheit und somit ein Stück weiter auch Autonomie.

So abscheulich mein Wirken auch ist, versuchen Betroffene über mich als körperliches Sprachrohr, verzweifelt auf etwas Ungelebtes und oft nicht in Worte zu fassendes hinzuweisen. Daher bitte ich Sie, sich Zeit zu nehmen, um mich genauer kennen zu lernen. Es lohnt sich mich zu erkennen, sich mit mir auseinander zu setzen, denn Fachleute wissen heute, dass ich fast ausnahmslos Ausdruck und Symbol einer nicht erkannten Leidensgeschichte bin.

Werden Kinder und Jugendliche in ihrem Innern erkannt, gesehen und gestärkt, kann ich gehen. Dann braucht es mich nicht mehr.

Wie kann man mich erkennen?

..leider oft zu spät. In der Regel erst dann, wenn ich einen Teil der jungen Persönlichkeit für mich ergriffen habe..

Ich suche meine Opfer gerne in schwierigen oder traumatischen Lebenssituationen auf, in denen sie zum Beispiel weder über sich noch über eine belastende Situation Einfluss haben. Diese Hilflosigkeit und Handlungsunfähigkeit übertrage ich in etwas Kontrollierbares:

Das Essverhalten. Ich beginne dann systemisch die Betroffenen und ihr Essverhalten zu beherrschen, in dem ich ihnen meine destruktiven Gedanken einflüstere. Ich habe eine sehr überzeugende und vertraute Stimme und bin dafür verantwortlich, dass Menschen, die zu besetzen ich versuche, eine Störung in ihrer Körperwahrnehmung sowie in ihrem Körperschema bekommen:

Obwohl Betroffene sich ihres offensichtlichen Untergewichtes meist bewusst sind, nehmen sie sich in ihrem Selbstbild als zu dick wahr. Beim Anblick in den Spiegel sehen sie nicht die Realität sondern das, was ich ihnen sage. Ich kenne sowohl ihre körperlichen wie auch seelischen Schwachstellen und weiß genau, wie ich sie dazu bringen kann, auf mich zu hören. Sich meiner Stimme hinzugeben. Mit der Zeit verlieren sie den Bezug zu sich selbst, zu ihrem Körper und am Schluss auch noch ihre Identität. Sie glauben, dass sie ohne mich nichts mehr sind. Habe ich das einmal erreicht, bin ich sehr schwierig aufzuhalten! In manchen Fällen eigne ich mich ebenfalls als Ausdruck eines Widerstandes und somit innerlichen Protestes. Alle Geschichten haben jedoch einen gemeinsamen Nenner: Den Verlust des Gewichtes – und zwar zu jedem Preis! Und: Je wertloser sich meine Trägerinnen fühlen, desto wertvoller werde ich!

In meinen Augen ist kein Mensch jemals dünn genug und somit des Lebens mit all seiner Schönheit und Freude würdig. Niemand erbringt ausreichende Leistungen, um je das Essen verdient zu haben. Ich weise radikal auf vermeintlich zu dicke Körperstellen hin und mache meinen Opfern klar, dass sie alleine dafür verantwortlich sind, weil sie sich, unverdient, jedes einzelne Gramm angegessen haben. Meine tadelnden Worte verbinde ich sofort mit Gefühlen von starken Ängsten, Versagen, Verzweiflung bis hin zum Selbsthass. So kommt es, dass Betroffene zu allen Mitteln greifen, um an Gewicht zu verlieren oder zumindest eine Gewichtszunahme zu vermeiden. Auf verschiedenen Internetseiten findet man von meinen „treuen und erfolgreichen Anhängern" Tipps und Tricks, wie in kurzer Zeit viel erreicht werden kann: Durch Vermeidung von Essen, Ratschlägen gegen das Hungergefühl, übertriebener körperlicher Aktivität, selbsterzeugtes Erbrechen oder Abführen zwinge ich sie, ihr Gewicht zu drosseln. Das sind nur einige Beispiele. Doch egal wie hoch ihr Einsatz ist, egal wie sehr sie darunter leiden, egal wie ausgemergelt sie werden – es wird nie genug sein! Ich werde meine Arbeit solange fortsetzen, bis der Ursprung, in dem meine Wurzeln verankert sind, erkannt, gewürdigt, geklärt und therapeutisch aufgehoben wird.

Die Anorexie hat viele Gesichter. Es ist uns bewusst, dass wir in diesem Kapitel nicht allen individuellen Erlebnisfacetten eine Stimme geben können. Auch gibt es weitere unterstützende Literatur und weiterführende Fachbereiche – doch das würde den Rahmen dieses Kapitels sprengen. Es ist uns ein Anliegen, einige zentrale Erlebensaspekte und wesentliche Schlüsselstellen, welche die Überwindung der existentiellen Problematik ermöglichen können, vorzustellen.

Doch bevor wir ganz in das Thema einsteigen, möchten wir auf einige Grundlagen hinweisen:

Basisinformationen

Der Übergang zwischen einer Diät und einer beginnenden Magersucht ist oft gleitend und geschieht häufig im Geheimen. Wenn jedoch das Körpergewicht 15% unter dem erwarteten Gewicht liegt und die Betroffenen zu allen

Mitteln greifen, um eine Gewichtszunahme zu vermeiden ist dies, sofern keine andere Erkrankung vorliegt, ein klares Zeichen für eine bestehende Anorexia nervosa. (nach ICD-10 FSO.0)

Da es verschiedene Krankheiten gibt, welche in ihrer Erscheinung an eine Magersucht erinnern, haben wir hier die gängigsten Differentialdiagnosen aufgereiht:

- Gedeihstörungen unter Mangelernährungszuständen
- Nahrungsmittelunverträglichkeiten
- Endokrine Wachstumsstörungen
- Neurotische Entwicklungen
- Depression mit anorektalen Verhaltensweisen
- Morbus Crohn
- Hyperthyreose
- Hypercortisolismus
- Bulimie

Die für die Anorexie typische Nahrungsrestriktion wird von Betroffenen gerne mit exzessivem Sporttreiben verbunden. Früher oder später kommt es dadurch unweigerlich zu körperlichen wie auch psychischen Folgeerscheinungen. Hier einige Beispiele:

- Starke Ermüdung
- Verzögerungen der Pubertät
- Stagnation der körperlichen Entwicklung
- Amenorrhoe (Ausbleiben der Menstruation)
- Kreislaufstörungen mit niedrigem Puls und Blutdruck
- Depressive Verstimmungen
- Angst –und Panikattacken
- Zwanghaftes Verhalten

Eine häufig gestellte Frage ist, wie viele Menschen an der Magersucht leiden. Wir haben recherchiert und in aktuellen Studien gelesen, dass Mädchen mit 0,5 - 4% zehnmal mehr von Essstörungen mit Nahrungsverweigerung und den dazugehörenden zwanghaften Maßnahmen zum Gewichtsverlust betroffen sind als männliche Jugendliche. Eine Einschätzung der Dunkelziffer würde den Prozentsatz um einiges ansteigen lassen. Aus der Ätiologieforschung weiß man, dass ein Belastungsfeld alleine meistens noch nicht zu einer der vielseitigen Erscheinungsformen der Anorexie führt. Auch eine Summation verschiedener Stressoren lässt noch keine Magersucht entstehen. Wenn sich aber ein Kind unter diesen Belastungen zusätzlich in einer sensiblen und verletzlichen Phase bezüglich Beziehungskonstellationen (Mutter, Vater, Geschwister, enge Freunde oder andere wichtige Bezugspersonen) befindet, steigt das Risiko.

Die Langzeitprognose ist aufgrund der Schwere der Erkrankung sehr ungünstig und das Sterberisiko hoch: Bei 15 % der Jugendlichen führt die Anorexie in den Tod. Das Krankheitsbild verläuft meistens über mehrere Jahre. Weniger als die Hälfte aller Betroffenen erfährt auf konventionellem Weg Heilung. Tatsache ist, dass viele zeitlebens psychisch krank sind und in Deutschland jährlich alleine für die Anorexia nervosa 195 Millionen Euro Direktkosten anfallen.[97]

Von diesem Basiswissen ausgehend möchten wir nun einen Blick hinter die Esskulisse der Magersucht werfen und schauen, was für Hintergründe das vielseitige Erscheinungsbild haben kann:

Bindungs- und Beziehungsstörungen als Weichensteller

Seit dem Zeitpunkt der Zeugung ist der Mensch in Beziehung: Während der Schwangerschaft steht des Ungeborene in Beziehung mit sich, eventuellen Zwillingsgeschwistern und seiner Mutter. Ab dem Zeitpunkt der Geburt spiegelt und erkennt sich das Baby im Angesicht der Eltern oder des jeweiligen Gegenübers. Über diese verschiedenen Beziehungsebenen lernen wir uns kennen und entwickeln aus diesem Dialog unsere bewusste und unbewusste Ich-Struktur und später unser Selbst.

Sehr frühe Belastungen

Wer sich mit der prä- und perinatalen Wissenschaften auseinander gesetzt hat, kann einen Zusammenhang zwischen einem verlorenen Zwillingsgeschwister (vergleiche Kapitel 0) und einem späteren Essverhalten erkennen. Fachleute aus der Psychosomatik, welche diese Erkenntnisse in ihrer Arbeit mit magersüchtigen Mädchen integrieren, berühren in ihrem Begleiten die allerfrühsten Wurzeln im Bindungs- und Beziehungsverhalten.

Giovanna (18)

„Ich bin ein Einzelkind. Aber in einem Geburtsworkshop habe ich gespürt, dass ich zu Beginn der Schwangerschaft nicht alleine im Bauch meiner Mutter war. Da war noch jemand. Ein Zwillingsbruder. Wir sind zusammen in den Bauch gekommen, aber nur ich kam schlussendlich auf die Welt. Ich habe während diesem therapeutischen Setting, in welchem ich meine Zeit im Bauch meiner Mama wiedererlebt hatte, starke Schuldgefühle bekommen: Die Schuld, am Leben zu sein - und er nicht. Plötzlich ritt mich die Vorstellung, dass ich zu Beginn der Schwangerschaft vielleicht so hungrig gewesen war und so viele Nährstoffe in mich verschlungen hatte, dass für ihn zu wenig übrig blieb und er am Schluss verhungerte. Ausgehungert wurde – wegen mir. Weil er ist gestorben ... und ich, ich lebe noch. Irgendetwas, so glaubte ich, hatte ich falsch gemacht. Etwas übersehen. Ich konnte ihn nicht halten, nicht retten. Ich war nicht genug.“

97 S3-Leitlinie (2013). Diagnostik und Therapie der Essstörungen. Publiziert bei AWMF online.: Deutsche Gesellschaft für Psychosomatische Medizin und Psychotherapie und das Deutsche Kollegium für Psychosomatische Medizin.

Frühe Belastungen

Sehr viele Formen von Essstörungen korrelieren mit der frühen Nichtverfügbarkeit einer sicheren Bindungsperson in der Säuglingszeit und den ersten Kinderjahren.[98] Beispiele für solche Konstellationen könnten sein:

Collin (3 Monate)

„Ich brauchte über 18 Stunden, bis ich endlich aus dem Bauch kam. Ich war ganz durcheinander nach diesem Erlebnis und wollte meinen Eltern viel erzählen. Weil das Geburtserleben so überwältigend für mich war, musste ich dabei viel und ganz laut weinen. Das war für meine Eltern sehr schwierig weil sie nicht verstehen konnten, warum ich so weinte. Ich bekam immer wieder die Brust, wurde umhergetragen und besungen. Was haben sie nicht versucht, um mich ruhig zu kriegen. So viel.. Aber das, was ich mir wünschte, ging irgendwie unter. Ich wollte keine warmen Kirschsäcklein auf dem Bauch. Keinen Schnuller und auch trinken wollte ich nicht. Keine andere Rassel oder neue Windeln. Ich brauchte einfach jemanden mal ganz für mich, jemand, der meine Tränen sah und mir zuhörte."

Louisa (4)

„Meiner Mama geht es nicht so gut. Mal ist sie fest traurig, mal wütend und dann wieder lieb. Wenn sie lieb ist, dann kocht sie etwas, redet mit mir und wir essen zusammen. Ist sie traurig, zieht sie sich zurück und die Teller bleiben leer. Ich habe dann Hunger und verstecke mich unter dem Pult. Da sieht mich keiner. Ich weiß nicht was ich falsch mache, dass Mama so ist."

Solche Belastungserfahrungen sind Kindern später oft nicht mehr bewusst. Wenn Eltern, ältere Geschwister oder Angehörige davon erzählen, hören sie zu und messen dem nicht viel Gewicht bei. In einer späteren Entwicklungsphase, oft in der Pubertät, können diese im Körper abgespeicherten Prägungen aus verschiedenen Gründen wieder „aufgeweckt", aktiviert und aktualisiert werden. So kann es vorkommen, dass nicht fassbare, vom bewussten Gedächtnis abgeschnittene Bindungstraumen in einen „greifbaren" körperlichen Bereich externalisiert werden und Ausdruck in einem gestörten Essverhalten finden.[99]

Belastete Weichenstellungen im Bindungs- und Beziehungsverhalten bekommen heute dank moderner Wissenschaften immer mehr Gewichtigkeit und Raum.[100] Als stilles und oft unbewusstes Leid schwelen diese frühen Verletzungen im Innern der Kinder bis sie eines Tages einen Weg nach außen finden:

---

98 Scheidt, C.E. / Waller, N. (2006). Bindungsdesorganisation und narrative Kohärenz. Psychische Verarbeitungsformen von Trauma und Verlust aus der Sicht der Bindungsforschung. ZPPM Zeitschr. f. Psychotraumatologie u. Psychologische Medizin 3. S. 53-65. ■ Fonagy, P. / Leigh, T. / Steele, M. / Steele, H. / Kennedy, R. / Mattoon, G. / Target, M. / Gerber, A. (1996). The relation of attachment status, psychiatric classification, and response to psychotherapy. J Consult Clin Psychol. 64(1). 22-31.

99 Cole-Detke, H. / Kobak, R. (1996). Attachment processes in eating disorder and depression. J Consult Clin Psychol. 64(2). 282 90.

100 Schaefers, A.T. / Teuchert-Noodt, G. (2013). Developmental neuroplasticity and the origin of neuro¬degenerative diseases. World J Biol Psychiatry.

Vom inneren Leidensdruck

Wie reagieren Jugendliche in schwierigen Situationen? Wer über ein gutes Selbstwertgefühl verfügt, geht wahrscheinlich in Widerstand oder versucht auf anderen Wegen, seine Meinung kundzutun, andere auf sich aufmerksam zu machen. Leider wurde dieses wichtige Selbstwertgefühl nicht allen in die Wiege gelegt und was wenn man sich nicht gesehen, die eigene Stimme zwar erhebt aber nicht erhört wird? Was wenn alle sagen, es komme schon wieder besser, sich das aber nicht so anfühlt? Was wenn etwas, sei es von außen vielleicht noch so unwichtig, geschehen ist und niemand davon hören will?

Cécile (15)

„Meine Eltern streiten sich schon seit ich mich erinnern mag. Doch in letzter Zeit ist es Zuhause kaum mehr auszuhalten. Wenn sich die beiden anschreien, ziehe ich mich zurück in mein Zimmer und mache mich ganz klein. Anfangs habe ich noch gegen meine Eltern und ihre Zankereien protestiert und versuchen wollen, Frieden zu vermitteln. Doch habe ich das nie geschafft. Alles was ich tat war im Grunde genommen aussichtslos. Jetzt versuche ich so unauffällig wie möglich zu sein, damit wenigstens ich nicht ein zusätzlicher Grund bin für einen weiteren Streit. Von außen sind wir die perfekte Familie und meine Freundinnen beneiden mich um meine tollen Eltern. Was Daheim alles abgeht, weiß eigentlich keiner, denn wenn ich mal anfange zu erzählen, wie oft es bei uns knallt, dann winken alle ab und sagen: „Streit gehört doch dazu, das kommt schon wieder ...“. So weine ich nach innen und lächle gegen außen.“

Es ist immer wieder ernüchternd zu beobachten, dass jeder, der sich nicht in einer bestimmten Lage wiederfindet, dem Betroffenen die besten Ratschläge zu geben weiß und darüber hinaus noch zu urteilen vermag, ob es wirklich so schlimm ist wie der Betroffene erzählt oder ob seine Reaktion doch etwas übertrieben scheint. In unserem Praxisalltag begegnen wir immer wieder Mädchen wie Cécile, die über einen nicht erkannten inneren Leidensdruck langsam in die Magersucht geraten sind.

Es ist wirklich nicht immer einfach

Konfliktreiche oder belastende Situationen sind über einen längeren Zeitraum sehr schwierig auszuhalten, vor allem, wenn die eigenen Kräfte nicht ausreichen, etwas zu verändern. Durch eine Überanpassung wird versucht, weitere Spannungsfelder zu vermeiden. Mit dieser Maßnahme scheint es zu Beginn auch tatsächlich besser zu gehen. Eltern beschreiben ihre Kinder als fröhlich, aufgestellt, äußerst brav, anständig und anpassungsfähig. Musterkinder. Zudem kommt, dass die Freude aller meist noch gekrönt wird durch ein gutes Schulzeugnis. Doch der Schein trügt: Denn in der Überanpassung kann ein Teil der Persönlichkeit nicht gelebt werden. So kommt es, dass Trauer, Aggression, Wut, Ängste und Schmerzen unterdrückt werden müssen. Diese Phase kann unterschiedlich lange andauern. Aber irgendwann kommt der Tag, an dem das Aufrechterhalten der heilen Welt, in der alles gut ist, seelisch nicht mehr machbar ist und depressive Stimmungslagen rücken mehr und mehr ans Tageslicht. Diese Verstimmungen und Verschiebungen im inneren Erleben sind für die äußere Welt situativ nur sehr schwierig auszumachen.

Werden diese Gefühle missverstanden und bleiben weiter ungewürdigt, wird die Not der jungen Menschen immer größer und endet schlussendlich in einer Sackgasse:

Cécile (15)

„Irgendwann wurde es in mir immer dunkler und ich wurde immer trauriger. Meinen Eltern war das lange nicht aufgefallen, weil sie mit sich selber beschäftigt waren. Meine Schulnoten waren jeweils gut und auch sonst fiel ich niemandem zur Last. So brach die Nacht, wie ich die innere Schwere nenne, unbeachtet über mir herein. Und wieder konnte niemand verstehen, warum. „Du hast doch alles", sagten sie. Mit dem wachsenden Schmerz verschwand logischerweise auch mein Hunger. Auch das hat zu Beginn keiner gemerkt. In der letzten Ausweglosigkeit konnte ich schließlich gar nichts mehr essen. Das war das einzige, was ich noch konnte. Und das war dann plötzlich allen aufgefallen."

Für ein besseres und tieferes Verständnis, welche Belastungsfaktoren Kinder und Jugendliche auf unterschiedlichen Wegen in die Enge treiben und zur Strategie der Gewichtsabnahme bringen, kann Ätiologieforschung und Traumaforschung wesentlich weiterhelfen. Dazu werden wir im Verlauf des Kapitels noch Stellung nehmen.

Nun aber wieder zurück zum Bindungs- und Beziehungserleben. Werden diese zwei Ebenen auf irgendeine Weise tiefgreifend verletzt, können die sich daraus entwickelnden Selbst- und Identitätserleben geschädigt werden.

Das Kind erlebt und entwickelt sich prinzipiell immer im Angesicht, im Gegenüber und somit im Spiegel seiner Eltern, bzw. seiner Familie. Ohne die durch Fürsorge geprägte Spiegelung über die Eltern, in welcher sich das Kind gesehen fühlt, sich erkennt und entwickelt, kann es keine stabile Eigenidentität aufbauen. Die Wahrnehmung wie auch das Erkennen der eigenen Gefühle sowie die Fähigkeit, Gefühle in anderen lesen zu können, gerät über diese verzerrten Spiegelungen in Schieflage. Das heißt, dass die Prozesse von „sich seiner selbst bewusst zu werden" und somit eigene Emotionen und Verhaltensweisen sinnvoll einordnen zu können, gestört sind.

Besonders starke Auswirkungen hat dies während der Adoleszenz, wenn junge Menschen auf der Suche nach sich selbst sind. Dann ist die Zeit, in der sie bestrebt sind, eine eigene Identität aufzubauen. Gefühle der Isolation, die Abspaltung von realen Gefühlen wie Wut und Trauer sowie die Nicht-Mehr-Kommunizierbarkeit von Erfahrungen bedeuten individuellen Sinnverlust von sich selbst und seinem Körper.

Dies hat zur Folge, dass die Betroffenen nicht wie angenommen in eigenen Grenzen „gefangen" sind, sondern sich in einer nebulösen Grenzenlosigkeit befinden, in der sie sich verlieren. Denn wer seine eine Grenzen nicht spürt, angefangen beim Körper, wird grenzenlos. So wird verständlich, warum magersüchtige Menschen, die das Gefühl und die Wahrnehmung des eigenen Körpers schlecht bis gar nicht mehr haben, Schwierigkeiten entwickeln, beim Essen das richtige Maß zu finden.

Julie (15)

„Ich hatte mir fest vorgenommen, wieder anzufangen mit essen. Nur kleine Portionen, aber immerhin. Ich wusste, dass es so nicht weiter gehen konnte. Aber dann bekam ich solche Angst, dass mich der Hunger, gegen den ich schon so lange ankämpfe, plötzlich besiegen könnte und ich nicht mehr aufhören könnte zu essen."

Emma (12)

„Wenn ich esse, dann habe ich immer Angst, es könnte zu viel sein. Oder zu wenig. Ich will nicht dick werden. Aber abnehmen darf ich auch nicht, weil ich sonst wieder in die Klinik muss. Ich glaube weder meinen Freunden noch meiner Familie wenn sie sagen, ich müsste nochmals nachschöpfen. Sie wollen doch nur, dass ich dick werde."

Viele beschreiben den „nebulösen Zustand" als eine Auflösung der Körperform und somit auch der eigenen Person. Sie wissen vom Verstand her, dass sie jetzt „hier" sind. Ihr Gefühl dazu ist jedoch anders. In ihrer gefühlsmäßigen Wahrnehmung empfinden sie sich außerhalb von ihrem Körper und wie nur scheinbar an dem Ort, an dem andere glauben, sie zu wissen. Die eigene Persönlichkeit verschwindet, ganz gleich, ob die Menschen dick oder dünn sind. Sie können sich den Platz nicht mehr nehmen, den sie eigentlich bräuchten, weil sie bereits das Gefühl haben, zu viel Raum zu beanspruchen.[101]

Mirjam (15)

„In der Ergotherapie werde ich immer gefragt, was ich machen möchte. Das mag ich nicht und irgendwie überfordert mich diese Fragerei. Ich weiß nicht auf was ich Lust habe und was ich will. Ich glaube, ich weiß nichts. Ich weiß ja nicht einmal, ob ich überhaupt richtig da bin".

Aussagen wie die von Mirjam sind sehr häufig und von den begleitenden Personen wird eine solche fast lustlose anmutende Haltung oft als Desinteresse abgetan. Tatsache ist aber, dass viele der magersüchtigen Mädchen ganz viele Wünsche in sich tragen, sich derer jedoch nicht würdig fühlen und gleichzeitig Angst haben, in der Umsetzung zu versagen. Viele Betroffene möchten in ihrem Innersten gerne aus ihrer Ver-Rücktheit aussteigen, um wieder gesund und somit schön auszusehen; am Leben teilnehmen zu können. Für diesen großen und bedeutsamen Schritt brauchen sie etwas ganz Wichtiges, das ihnen abhanden oder verloren gegangen ist: Ein stabiles Selbstwertgefühl und die damit verbundene Entscheidungsfähigkeit. Für die Entwicklung der Persönlichkeit und der Entfaltung der eigenen Identität braucht es Freiräume.

---

101 Baer, Udo / Costagliola, Rosalia / Frick-Baer, Gabriele (2007). Das große Verschwinden und die Ge-Wichtigkeit: Wie Menschen mit Essstörungen sich und ihre Welt erleben und wie Kreative Leibtherapie ihnen helfen kann. Neukirchen-Vluyn: Affenkönig Verlag. S. 43.

Was die systemische Sichtweise dazu sagt

„Wenn die Homöostase durch irgendwelche Ereignisse stark gestört wird, kann dies bei Beteiligten im System massiven Stress auslösen, der z. B. auch zu Symptomen führen kann. Diese Symptome wiederum wirken aber wie ein Feedback im System auf seine Organisation ein, sehr oft sogar so, dass sie zur alten Homöostase zurückführen. Wenn z.B. in einer Familie die Eltern auseinander streben und von Familienmitgliedern die Gefahr einer Trennung empfunden wird und gerade in dieser Phase eine adoleszente Tochter mit einem Hungerstreik beginnt, der dann als Anorexie diagnostiziert wird, kann dies als so gefährliche Notsituation in der Familie erlebt werden, dass alle zentripetalen Bewegungen gebremst werden, die den Familienbestand gefährden könnten. Um der Gefahr zu begegnen, kann die Familie als „Notgemeinschaft" wieder zu mehr Kohäsion finden, können die alten Bindungskräfte wieder aktiviert werden, kann das System sich wieder stabilisieren, nun aber mit Einbau des Problems „Anorexie".[102]

Nicht ganz richtig ist ...

In vielen Fachkreisen wird ein gezielter Gewichtsverlust reduziert auf ein „Streben nach Autonomie" betrachtet. Wenn die natürliche Autonomieentwicklung durch erschwerte Rahmenbedingungen nicht möglich ist, verschiebt sich das Streben nach Autonomie in die Freiheit der Kontrolle des Essverhaltens – was so alleine nicht stimmt.

Fälschlicherweise wird davon ausgegangen, dass Jugendliche auf extremste Weise die „Herrschaft über den eigenen Körper und seine Bedürfnisse" als Akt der Vergewisserung der Selbstbestimmung ausdrücken. Das Essverhalten erlangt vor diesem Hintergrund eine existentielle Bedeutung. Lehrbücher gehen davon aus, dass Entwicklungssituationen, in welchen Autonomie nicht anders erlangt werden kann, die Weichen in Richtung Essstörung stellen können - was nicht ganz falsch ist. Nur wird unter dieser Betrachtung wiederum die Biografie der Jugendlichen zu kurz gesehen.

Da Sie nun Einblicke in verschiedene Erleben bekommen haben, werden Sie verstehen, dass Konditionierungsversuche des Essverhaltens und konfrontative Maßnahmen um eine Gewichtszunahme zu erzwingen, wenig Erfolg haben. Der Ausnahmefall ist natürlich, wenn der Gewichtsverlust bereits lebensbedrohliche Grenzen überschreitet Dreht sich alles nur noch um das Essen, ist etwas ganz Wichtiges vergessen gegangen: Das Vermeiden von Essen ist Folge eines Leidens und nicht in erster Linie das zu bekämpfende Problem. Udo Bär trifft es in seinem Buch sehr schön wenn er schreibt: „Alles dreht sich um das Essen – aber man darf nicht darauf hereinfallen. Essen ist Folge, Essverhalten ein Symptom. Ein Symptom, das sich verselbständigt hat und folglich nicht ignoriert werden darf."[103]

---

102 Schmidt, G. (2012). Liebesaffären zwischen Problem und Lösung. Hypnotherapeutische Arbeiten in schwierigen Kontexten. Heidelberg: Carl-Auer. S.28f.

103 S3-Leitlinie (2013). Diagnostik und Therapie der Essstörungen. Publiziert bei AWMF online.. Deutsche Gesellschaft für Psychosomatische Medizin und Psychotherapie und das Deutsche Kollegium für Psychosomatische Medizin.

Sophia (14)

„Jeden Tag muss ich mir anhören, dass ich essen muss, zunehmen. Die Ärzte, die Krankenschwestern, Therapeuten, meine Familie und selbst meine besten Freunde versuchen mich immer zu ermuntern, Gabel und Messer in die Hand zu nehmen. Ich selber sehe das anders: Ja, ich bin magersüchtig und ja, ich weiß, dass ich viel zu dünn bin. Aber wenn ich jetzt wieder anfangen würde mit Essen und dazu noch lebensfroh wirken soll. Dann wäre ja alles wieder in Ordnung – zumindest von außen gesehen. Wahrscheinlich wären dann alle wieder zufrieden und das heile Weltbild wieder hergestellt. Aber das stimmt so nicht. Nicht für mich. Mein eigentliches Leiden, der Grund, warum ich nicht mehr essen kann, ist noch da. Aber warum sieht das niemand? Warum reden alle immer nur vom Essen?"

Wahre Hintergründe

Richtig ist, dass familiäre Verstrickungen, Verlust- und Trennungsängste oder chronische Konflikthaftigkeit in der Familie einen idealen Nährboden für eine Essstörung bilden. Häufiger Streit und Uneinigkeit zwischen den Eltern, schwere Konflikte eines Elternteils mit einem Geschwister, Trennungsproblematik im erweiterten Familienverband, schwerwiegende Erkrankungen oder eine neurotische Störung eines Elternteils erhöhen das Risiko der Erkrankung.

Therapie unter die Lupe genommen

Der Schritt in die Therapie ist für Erwachsene nicht immer einfach – für Jugendliche auch nicht. In einigen Fachkreisen sieht man es als eine ernüchternde Tatsache, dass sich die Therapiemotivation meisten in Grenzen hält. Viele junge Menschen scheuen auch den Weg zur Therapie weil sie Angst haben es nicht zu schaffen. Wieder etwas nicht zu schaffen. Zu versagen. Bei der Magersucht geht es mitunter auch darum, das Essverhalten zu verändern. Ein altes Muster, das lange getragen und auch Kontrolle verschafft hat, aufzugeben. Das ist sehr schwierig!

Ich habe Angst vor Veränderung! Und deshalb halte ich die Krankheit fest. Was bin ich ohne sie? Ich habe das Gefühl, dass ich dann nichts mehr bin. (Baer u.a. 2007, a.a.O., S. 16)

Rea (14)

„Im Spital muss ich jeden Tag auf die Waage stehen und genau essen, was im Teller ist. Wie schwer ich bin oder wie *viele Kalorien ich zu mir nehmen muss, darf ich jeweils nicht wissen. Das bedeutet das Aus für die Kontrolle, die mir Halt gegeben hat. Diese Tatsache macht mich wahnsinnig! Schlimm finde ich auch, dass die von der Pflege mit Adleraugen beobachten, was ich wann und wie mache. Sitze ich wenn ich auf der Toilette bin? Habe ich auch alles gegessen? Laufe ich zu schnell? Jetzt sind sie es, die alles kontrollieren und dokumentieren. Sie haben mir meine mit harter Disziplin erarbeitete Kontrolle genommen und irgendwie, so empfinde ich es, zu eigen gemacht. Sie haben jetzt die Kontrolle. Sie haben etwas, das mir gehörte und das macht mich aggressiv. Da mache ich nicht mit!" (ebd.)*

Immer wieder erleben wir auch, dass Jugendliche kein Mitspracherecht haben, wenn es um die Wahl der Therapie geht. Wie sie sich ausdrücken möchten und vor allem, wer sie dabei begleiten soll.

Sophia (14)

„So lange hat niemand meinen Schmerz erkannt und jetzt, da ich dünn geworden bin und zu müde für die Schule, wollen mir alle helfen. Vorher war ja alles egal. Einmal die Woche muss in die Therapie zu einer Frau, die ich gar nicht mag. Sie erinnert mich an meine Tante. Ich sitze die Stunde ab im Wissen, dass auch diese vorbei gehen wird. In meiner Wut würde ich lieber etwas zerdrücken, zerstören und schreien. Einfach jemanden anschreien ohne mich nachher wieder für etwas schuldig fühlen zu müssen."

Da oder dort?

Gerade wenn es um das Innerste eines jungen Menschen geht, den feinen Anteil, der in der Zeit der Adoleszenz langsam heranreift und wächst, braucht es ein Miteinander, das von Empathie und wertfreiem Umgang getragen wird. So kann mit der Zeit ein stabiles Arbeits- und Vertrauensbündnis entwickelt werden, das Boden gibt, wenn alles ins Wanken gerät. Gedanken über die verschiedenen Begleitungsangebote lohnen sich aus diesem Blickwinkel in mehrfacher Hinsicht.

Zwangsbehandlungen sind ein sehr heikles Thema. In diesem Zusammenhang taucht ziemlich bald die Frage auf, wie es denn überhaupt so weit kommen konnte. Die mit der Fragestellung auftauchenden Gefühle und Gedanken sind meist nicht so schnell vom Tisch zu wischen. Essen unter Beobachtung und Ernährung über die Sonde sollten nur nach Ausschöpfung aller anderen Maßnahmen erfolgen. Da bei diesen in erster Linie nur ein Symptom, hier das Untergewicht mit seinen Folgen ausgeglichen wird, führen sie selten zu wirklich heilsamen Veränderungen.

Ellen (18)

„In der Klinik wurde ich am Schluss über eine Sonde ernähr*t. Das war schrecklich und irgendwie schämte ich mich in meinem Innern, aber das brauchte niemand zu wissen. Es ging mir nicht einmal mehr um die Gewichtszunahme. Ich war mir nicht gut genug. Ich habe es nicht verdient zu essen. Deshalb habe ich ja damit aufgehört. Und jetzt wird mir flüssiges Essen über einen Schlauch verabreicht. Ich fühle mich bestraft. Bestraft mit essen, weil ich nicht essen darf. Ich habe das Essen nicht verdient."*

Viele Menschen, die in Kliniken zwangsernährt werden und Körperbewertungstherapien erfahren haben, berichten, dass sie sich beschämt und entwürdigt fühlten. Wesentliche Ursachen der Erkrankung liegen nicht in Schlankheitsidealen und Ähnlichem. „Essstörungen sind keine Störungen des Aussehens, sondern der Identität." (ebd., S. 95f)

Von der Schuld, Scham und Beschämung

Verdeckte und unterdrückte Schuld-und Schamgefühle können die Selbstwertprobleme hinter der Essstörung und die Identitätsentwicklung zusätzlich belasten. Die Scham kann dabei abgespalten sein. In diesem Fall ist sie Betroffenen nicht wirklich bewusst und wird häufig in einem vordergründig sehr selbstbewussten und lockeren Auftreten gegenkompensiert. Es kann ein Versuch sein, verletzende und beschämende Erlebnisse vor sich und der Umwelt fern zu halten.

Andere Betroffene schämen sich spürbar für sich selbst, ihren Körper, ihr Verhalten, ihr Leben. Diese sowie die oben beschriebene Art von Scham richtet sich gegen die eigene Person und prägt somit das Nähe und Distanzverhalten in zwischenmenschlichen Beziehungen ebenso wie die Intimität.

Schuldgefühle beziehen sich häufig auf das eigene Verhalten, wie „zu viel zu essen" oder „zu versagen". Dazu kommt eine gespürte Gewissheit, dass sie mit ihrer Anorexie die Beziehungen in ihrem nahen Umfeld „belasten".

Der Einsatz von Medikamenten

Zu einem medizinischen Konzept gehört auch die Verabreichung von Medikamenten, mit deren Wirkung sich die Wissenschaften bereits auseinandergesetzt haben:

„Die Forschungsergebnisse zur Pharmakotherapie bei Anorexie sind nicht befriedigend. Es liegt keine Evidenz dafür vor, dass Neuroleptika, Antidepressiva oder Appetitstimulationen zu einer Verbesserung der Gewichtszunahme der Anorexie führen."[104]

Wenn Worte alleine nicht ausreichen

Liegen Betroffene in einem psychotherapeutischen Verfahren auf der Couch oder finden sich aufrecht in einem Stuhl sitzend ihrem Therapeuten gegenüber, fühlen sie sich konfrontativ zum Reden und Reflektieren aufgefordert. Es ist ein Versuch, über den Verstand und analytische Kategoriensysteme, den Zugang zum Sprach- und Denkgedächtnis (medizinisch explizites Gedächtnis genannt) zu finden, um darüber dem Ursprung des Problems auf die Spur zu kommen. Aus den neu gefundenen analytischen Erkenntnissen versucht man dann entsprechende Lösungsstrategien zu erarbeiten. Das Problem an diesem Ansatz ist, dass der Einbezug des Körpers fehlt, denn schwierige Erlebnisse lassen sich nicht aus dem Körper reden. Der folgende Abschnitt zeigt auf, dass unser unbewusstes und verkörpertes Gedächtnis viel mehr weiß und erinnert, als wir mit dem Kopf denken können.

Diesen Teil der Erinnerung nennen Wissenschaftler „implizites" oder auch „nicht deklaratives Gedächtnis", weil sich das Gespeicherte schwerlich in Worte fassen lässt. Es ist eben verkörpert. In der deutschen Sprache hat der Philosoph und Psychiater Thomas Fuchs eine schöne Bezeichnung gewählt: Leibgedächtnis. Es umfasst all unsere vergangenen sensorischen, motori-

---

104 S3-Leitlinie (2013). Diagnostik und Therapie der Essstörungen. Publiziert bei AWMF online.: Deutsche Gesellschaft für Psychosomatische Medizin und Psychotherapie und das Deutsche Kollegium für Psychosomatische Medizin. S. 20.

schen und emotionalen Erfahrungen, die im Hier und Jetzt wirken: Ein Know-how, das zwar auch weitgehend in unserem zentralen Nervensystem verankert ist, uns aber doch gefühlt in Fleisch und Blut steckt.[105]

Diese Aussage erklärt, dass sowohl sehr frühe wie auch frühe Belastungen im Verlaufe des Lebens zum Ausdruck kommen – mit Einbezug des Körpers.

„Der Körper ist also nicht nur das Medium der Erinnerung, sondern auch der Veränderung. Und das gilt für Kinder wie für Erwachsene. Die aber sitzen vor Psychotherapeuten oder legen sich auf die Couch eines Analytikers – und reden. Und reden. (Verstandesmenschen in der Tradition von Descartes und Freuds ‚Redekur'.) Sie suchen nach Worten für ihre Angst. Ihre irrationalen Ausbrüche. Ihre Kindheit. Bis ihr Verstand die Ursachen erfasst und ins explizite Gedächtnis eingeordnet hat. Jetzt kommt der Haken: Die verkörperten Gefühle, Gesten und Reaktionsmuster kehren trotzdem zurück. Traumatische Belastungsmuster werden über das Reden wenig berührt. „Wir können den Organismus nur ändern, wenn wir die alten Gefühle in einem sicheren Umfeld zulassen und ihnen dann einen neuen Weg weisen"[106], sagt Bessel van der Kolk, Professor für Psychiatrie und Gründer des Traumazentrums in Boston. „Das ist eine Aufforderung etwas zu tun und neue Erfahrungen im Gedächtnis des Körpers zu verankern." (ebd.) „Heilung ist jenseits der Sprache", so van der Kolk, der als einer der ersten erkannt hat, dass Traumatisierungen verkörpert sind. „Diese Kinder müssen lernen, ihre Gefühle zu regulieren – mit Hilfe des Körpers" (ebd.).

Verbindungsstörungen im Gehirn

Dies entspricht einem unbewussten Abwehrprozess, der „unbewusst und dennoch intentional" erfolgt.[107] Das heißt: Betroffenen Menschen ist der Hintergrund ihres Leidens und ihres Verhaltens nicht bewusst. Sie können ihr Verhalten nicht reflektieren. Obwohl es ihnen unbewusst ist, liegen eine Absicht, ein Appell und eine Intention dahinter.

Diese Aufspaltung und Dysregulation spiegelt sich in speziellen Aktivitätsmustern des Gehirns wider. Im Zusammenspiel mehrerer Hirnregionen erklingt ein Trauermarsch und die Stresshormone stehen unter dem Einfluss existentieller Bedrohung. Dies entspricht der sogenannten Psycho- oder Neurobiologie des Traumas.[108] Stressbiochemie und Stresshormone prägen alle Gleichgewichtssysteme (Homöostase) und die Art und Weise, wie das Gehirn arbeitet. Unter diesen Umständen sind bewusst, zeitlich und räumlich geord-

---

105 Possemeyer, Ines (2013). Das Gedächtnis des Körpers. Warum wir uns an mehr erinnern, als wir denken. GEO 02. 80-91. S. 82.

106 Zitiert nach Possemeyer 2013.

107 Fischer, G. / Riedesser, P. (2003). Lehrbuch der Psychotraumatologie. München, Basel: Reinhardt. ■ Mosetter, K. / Mosetter, R. (2006). Der Körper in seiner Umwelt – eine dialektische Einheit. ZPPM 3. 59-71.

108 Bering, Robert (Hrsg.) ZPPM Heft 2/2005 Themenschwerpunkt: Psychobiologie des Traumas. (Mit Beiträgen über die Dialektische Neuromuskuläre Traumatherapie (NMTT; Myoreflextherapie), die Psychopharmakotherapie der Posttraumatischen Belastungsstörung aus prozessorientierter Sicht, die Neurobiologie der Posttraumatischen Belastungsstörung im Vier-Ebenen-Modell, die Psychophysiologische Regulation des Herz-Kreislauf-Systems bei der Posttraumatischen Belastungsstörung; u.a.)

nete Erinnerungen und Gedächtnisleistungen nicht mehr zugänglich. In dieser Situation ist jedoch ganz sicher das Gehirn nicht defekt und auch nicht verantwortlich für die psychische und körperliche Misere. Das Gehirn bemüht sich, jeweils das Beste im Dienste des Überlebens zu tun und Menschen, die unter einer Anorexie leiden, so gut es geht, zu stützen. Unter traumatischen Bedingungen sind bestimmte Gedächtnisareale und „vernünftiges Denken" jedoch in Verbindungsstörungen typischerweise nicht mehr zugänglich.

Mit anderen Worten gibt es Hirnregionen und die dazugehörenden Schaltkreise, welche im chronischen und traumatischen Prozess nur schlecht synchronisiert arbeiten.

Speziell die Regionen im Gehirn, welche für vernünftiges Denken, Langzeiterinnerungen und die Kontrolle überschießender Emotionen zuständig wären, sind in ihren Aktivitäten unter den Vorzeichen des traumatischen Erlebens gehemmt. Wir sprechen hier vom Stirnhirn und dem Hippocampus. „Als Folge eines frühen psychischen Traumas kann somit die Ereigniskodierung in einem primitiveren bzw. impliziten (somatosensorischen, affektiven) Gedächtnisformat fixiert und im weiteren Entwicklungsverlauf nicht in ein autobiographisch-episodisches (narratives) Gedächtnisformat überführt werden."[109]

Diese zwei Hirnregionen sind auch notwendig, um Dinge in Worte zu fassen, Gesprächstherapien zu verstehen und das eigene Verhalten durchdacht zu planen. Wenn das nicht funktioniert, setzten sich Angst, Stress und körperliche Beschwerden immer mehr durch. In dieser Situation stoßen Worte und gut gemeinte Ratschläge auf mehreren Ebenen gänzlich ins Leere. Ein Beispiel aus dem Spitalalltag:

Arzt: „Alena, du bist doch viel zu dünn. Du musst wieder mit Essen beginnen. Du siehst doch selber, dass es so nicht weitergehen kann."

Alena: „Ja, ich weiß."

Arzt: „Hast du deinen Selbstbewertungsbogen ausgefüllt?"

Alena: „Ja."

Arzt: „Hast du verstanden, dass du deinen Körperumfang falsch eingeschätzt hast?"

Alena: „Ja."

Ganz viele „ja" kommen hier zusammen. Aber Bejahen kann man schlussendlich nur das, was man durchdenken konnte und auch wirklich verstanden hat. Ganz sicher ist, dass Jugendliche mit Essstörung sehr geübt darin sind, den anderen etwas perfekt vorzuspielen. Dieses Vorspielen trägt eine Absicht in sich, ist den Jugendlichen aber nicht in der Tragweite bewusst, da es in ihrem Hirn nur zum Teil angekommen ist.

---

109 Scheidt, C.E. / Waller, N. (2006). Bindungsdesorganisation und narrative Kohärenz. Psychische Verarbeitungsformen von Trauma und Verlust aus der Sicht der Bindungsforschung. ZPPM Zeitschr. f. Psychotraumatologie u. Psychologische Medizin 3. S. 53-65. S.61

Lösungen über das Gedächtnis des Körpers

Zusammenfassend kann man sagen, dass es einer fundierten Körpertherapie bedarf, um Betroffene ganzheitlich unterstützen und erfolgreich behandeln zu können. Im Falle einer Anorexie können dies folgende Ansätze sein:

- Neuromuskuläre Regulationen im Myoreflexkonzept
- Somatic experiencing
- Leibtherapien mit Körperbildarbeiten
- Körperorientierte Kunst- und Musiktherapie
- Imaginationsarbeit
- Klangtherapie

Effiziente Entdeckungen

„Es gibt immer mehr Studien, welche die Wirksamkeit körperorientierter Psychotherapie belegen", sagt Frank Röhricht vom ‚Newham Centre for Mental Health' in London.[110]

Diese Aussage ist auch innerhalb mehrerer Fachkreise bekannt. So haben diese Therapieansätze in unterschiedlichen Gruppierungen ihren klinischen Härtetest erfolgreich bestanden. Die Gesellschaften für Psychotraumatologie um Prof. Dr. Gottfried Fischer, Prof. Dr. Peter Riedesser und Prof. Dr. Luise Reddemann arbeiten heute mit einigen von diesen Behandlungsverfahren genauso wie die Gruppe der leiborientierten Therapeuten. Auch das internationale Expertenteam von Peter Levine integriert diese grundliegenden Zusammenhänge ebenso wie die fundierten Pioniere der Psychosomatik in der Tradition von Thure Von Uexküll.

Die gemeinsame Basis dieser Konzepte beruht, wie man im folgenden Text verstehen wird, in Gefühls- und Körperbildverzerrungen:

Ver-rückte, ver-körperte Gefühle

Die Selbst-Beziehung und die Beziehung von Körperbild und Körpererfahrungen können manchmal gestört sein. In diesen Fällen ist es möglich, dass der Selbstwert verloren geht. „Und wer sich selbst keinen Wert beimisst, der wird auch dem Leben keinen Wert beimessen."[111] Wenn man sich selbst abhanden gekommen ist, ist es schwierig, an Gewicht, bzw. Gewichtigkeit zuzunehmen.

„Hier ist das Körpererleben dissoziiert, also gefühllos geworden und vom Erleben abgespalten. Diese Spaltung „nehmen Essgestörte zwischen ihrem Körper und ihren leiblichen Bedürfnissen einerseits, ihrem Willen und ihrem Ich andererseits vor."[112] Diese und andere Dissoziationen sind eine häufige Reaktion auf Traumata, v.a. auf wiederholte traumatische Ereignisse, können jedoch auch in anderen Erfahrungen begründet sein. In jedem Fall ist das

110 Possemeyer, Ines (2013). Das Gedächtnis des Körpers. Warum wir uns an mehr erinnern, als wir denken. GEO 02. S. 80-91.

111 Hornbacher, Marya (1999). Alice im Hungerland: Leben mit Bulimie und Magersucht. Eine Autobiographie. Frankfurt a.M.: Campus. S. 183f.

112Gugutzer, Robert (2005). Der Körper als Identitätsmedium: Essstörungen. In: Schroer, Markus (Hrsg.) (2005). Soziologie des Körpers. Frankfurt a.M.: Suhrkamp. S. 322-355. S. 348.

Dissoziieren ursprünglich für die Betroffenen sinnvoll, entstand als Schutz vor einem für sie subjektiv unerträglichen Erleben: „Die Abgehobenheit vom eigenen Leib ermöglicht den Kontakt mit einem vom Leibe abgehobenen Sein.“[113] Nach einer schrittweisen inneren Abspaltung vom Körper erscheint ein Teil der übrigbleibenden Persönlichkeit wie „körperlos“. Übrig bleibt ein hilfsbedürftiges Selbst, welches mit seinen eigenen kognitiven Leistungen jeden kognitiven Therapieansatz mit Leichtigkeit durchschaut.

Wer ist man, wenn die eigene Identität verloren geht?

„Als Sklavin meines Harmoniebedürfnisses spielte ich viele Rollen, doch ich war nie ich selbst. Ich wusste gar nicht mehr, wer ich war. Ich wusste es wirklich nicht“.[114]

Das teilweise oder vollständige Verschwinden des Körpererlebens impliziert ein weiteres, noch weitergehendes Verschwinden: das allmähliche Verschwinden des zentralen Orts und der Identität. Dieser Zusammenhang wurde schon in den 80er Jahren von Psychiatern wie Oliver Sacks und Israel Rosenfield hervorgehoben. Das Erste, was ein Mensch hat, ist sein Körpererleben. Sein Blick in die Welt, seine Handlungen in die Welt hinein finden ihren Ausgangspunkt in der Körpererfahrung und dem daraus entstehenden Körperbild. Die „bewusste Wahrnehmung der Umwelt geschieht immer von einem bestimmten Standpunkt aus und ist nur möglich, wenn das Gehirn ein Körperbild schafft, also ein Ich, das als Bezugsrahmen dient.“[115] Das Körpererleben ist der Bezugsrahmen für die Orientierung in der Welt, der Ausgangspunkt, von dem aus Gedächtnis, Sprache, räumliche Orientierung, Zeitgefühl, Gefühlslandschaften und Beziehungsgestaltungen entwickelt und strukturiert werden. „Das Gehirn legt Beziehungen fest und die primäre ist die eines Gegenstandes zu einer Person: der Selbstbezug.“ (ebd.)

Alle Erinnerungen setzen diesen Selbstbezug voraus (sonst verschwindet das „Ich“, das sich erinnert) und werden in diesen Selbstbezug eingefügt. Das Körperbild ist dabei als wandelbares „Prozess“-Bild beteiligt: „Meine Erinnerung besteht aus der Beziehung zwischen meinem Körper (oder genauer: meinen körperlichen Empfindungen in einem bestimmten Augenblick) und dem „Bild“ von meinem Körper in meinem Gehirn (einer unbewussten Tätigkeit, bei der das Gehirn eine sich ständig wandelnde, allgemeine Vorstellung vom Körper erzeugt, indem es die Veränderungen der körperlichen Wahrnehmungen von einem Augenblick zum nächsten zueinander in Beziehung setzt). Diese Beziehung schafft ein Ich-Gefühl; im Laufe der Zeit wird die Beziehung zwischen meinem Körper und meiner Umwelt immer komplexer und damit nimmt auch das Wesen meines Ich und meiner Erinnerungen an Tiefe und Umfang zu.“ (Baer u.a. 2007, a.a.O.)

113 Plessner, Helmuth (1975). Die Stufen des Organischen und der Mensch. Einleitung in die philosophische Anthropologie. Berlin: De Gruyter (Sammlung Göschen). S. 232.

114 Baer, Udo / Costagliola, Rosalia / Frick-Baer, Gabriele (2007). Das große Verschwinden und die Ge-Wichtigkeit: Wie Menschen mit Essstörungen sich und ihre Welt erleben und wie Kreative Leibtherapie ihnen helfen kann. Neukirchen-Vluyn: Affenkönig Verlag. S. 45.

115 Rosenfeld, David (1992). The Psychotic: Aspects of the Personality. London: Karnac Books.

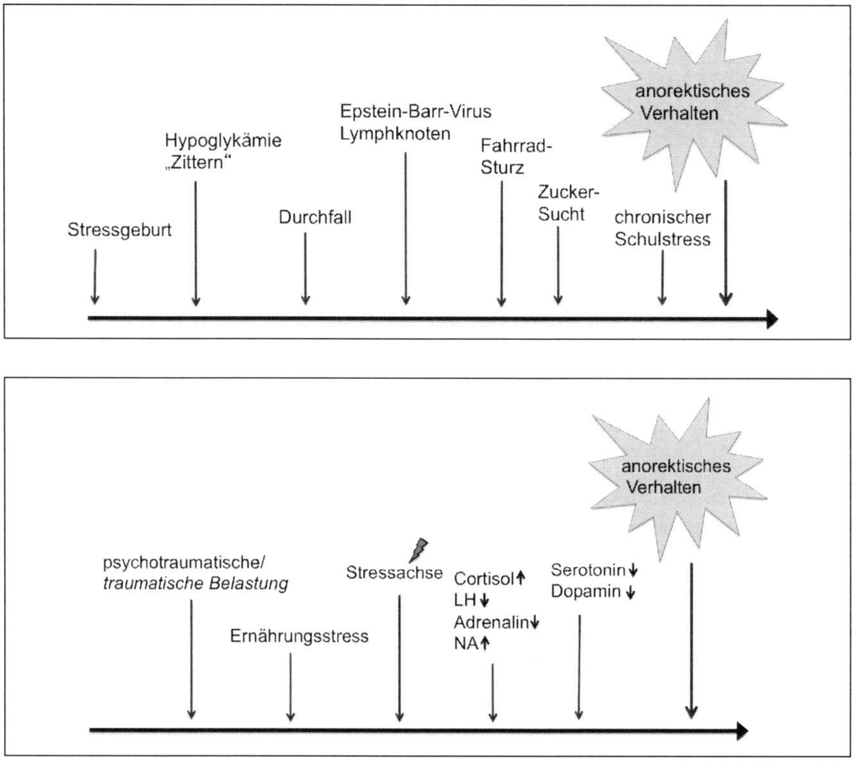

Chronologien der Belastung

Selten führt eine Belastung alleine zu komplexen Störungen wie zu anorektischem Verhalten. Erst die Kumulation und Vergesellschaftung mehrerer Belastungsfaktoren bringt die Betroffenen so in Not, dass ihre Kompensationsmöglichkeiten gänzlich in die Enge getrieben sind.

Der innere Kern und seine Wichtigkeit

Manche Menschen nennen ihn „den inneren Kern" oder auch „den guten Ort". In der Psychologie bezeichnet man ihn oft als „Körper-Ich" oder „Körper-Selbst" sowie auch als den Ort des „Wahren Selbst". In der Gestaltpsychologie spricht man auch vom „Inneren Kern des Leibes". Dieser Kern bewohnt unseren Körper seit Anbeginn des Lebens auf eine ganz natürliche Weise. Unsere Ich-Struktur und Identität sind in ihm verwurzelt und in der Leiblichkeit, also im beseelten und bewohnten Körper, verwoben. Wir nehmen ihn im Verlauf des Lebens kaum bewusst wahr, weil er sich bei normaler Entwicklung und vorhandener körperlicher wie auch psychischer Gesundheit selbstverständlich anfühlt. Wenn es uns gut geht, besteht kaum die Notwendigkeit darüber nachzudenken, ob es uns, bei dem selbstverständlich vorhandenen Körper, überhaupt gibt.

Eleni (13)

„Mein guter Ort ist in der Mitte meines Oberkörpers. Also eigentlich eher Richtung Hals hoch. Ich kann nicht gut mit Worten beschreiben wo er genau ist, aber ich kann ihn fühlen und das reicht mir. Das finde ich gut. Eigentlich will ich gar nicht verraten wo er ist, weil es ein Geheimnis ist. Der gute Ort tut gut. Deshalb heißt er so. Wenn ich ihn spüre, dann weiß ich, dass ich noch da bin. In meinem Körper."

Wenn die eigenen Kräfte nicht mehr ausreichen – Traumatische Belastungen

Unser Leib kann sehr vieles aushalten, durchstehen und überleben. Trotz vorhandener und auch starker Ressourcen können Situationen auftreten, in denen sich ein Mensch hilflos ausgeliefert sieht und fühlt, weil seine geistigen und seelischen Stärken sowie auch körperliche Kraft nicht mehr ausreichen, um mit einer schwierigen Lage umgehen oder sich daraus retten zu können. Das muss nicht immer ein Jahrhundertereignis sein. Manchmal scheint etwas von außen betrachtet fast harmlos – nimmt aber dem Betroffenen Halt und Zuversicht. Was als traumatisch erlebt wird, ist immer individuell und subjektiv. Diagnosekriterien versuchen viele Erlebnisse kategorisch einzuteilen. Dabei wird nach äußeren Ereignissen und Kriterien beurteilt, ob jemand eine post-traumatische Belastungsstörung, also Probleme nach dem Erleben eines Traumas, haben kann. Neben den großen Traumata, die man in Fachkreisen Makrotraumata nennt, sind viele traumatisierende Ereignisse nicht nur an äußeren Anhaltspunkten festzumachen, sondern vom jeweiligen persönlichen Leidensempfinden in speziellen Lebenssituationen abhängig.

Werden äußere und innere Grenzen überschritten und verletzen uns in unserem Innersten, also „im guten Ort", erleben wir ein Trauma. Beispiele können sein: Ein drohender Verlust einer nahen Beziehungsperson. Eine immer wiederkehrender Konflikt oder starker Schulstress. Ein unerwarteter gesundheitlicher Einbruch, Unfälle, große Schreckereignisse und alles, was als sehr verletzend und kränkend wahrgenommen wird, können als traumatisch erfahren werden. Wahrscheinlich kann jeder, der diese Zeilen liest, aus seiner eigenen Biografie weitere Beispiele aufzählen. Was als traumatisch erlebt wird, bestimmt immer der Mensch, der sich in der jeweiligen Situation befindet.

Rein ins Trauma – Raus aus dem Körper

Viele, zu viele Lebensgeschichten von Jugendlichen enthalten Kapitel, die von Ereignissen erzählen, welche sie in ihrem ganzen Sein überwältigten und veränderten. Bis heute sind manche Geschehnisse so erschütternd und tiefgreifend, dass es für die damit konfrontierten Menschen fast unmöglich ist, im Körper, in dem alles Erlebte aufgenommen und gespeichert ist, wohnen zu bleiben. Dies ist vor allem dann der Fall, wenn das Erleben der Situation von emotionaler Überwältigung gekennzeichnet ist. Wenn so viele Gefühle über einem einbrechen, dass es unmöglich wird, sie auszuhalten, zu verarbeiten und entsprechend zuordnen zu können. Dazu kommt noch der Verlust jeglicher Sicherheit. Wenn Grenzen überschritten, Vertrauen gebrochen oder der sichere Ort und die darin geschützten Gefühle verletzt werden. Opfer traumatischen Erlebens beschreiben diesen Zustand oft als innere oder auch körperliche Erstarrung. Alles ist steif, starr, klamm. Das Gefühl für das wahre Selbst und somit auch für die eigene Identität, geht verloren. Dieses gesamte Erleben ist so schlimm und unaushaltbar, dass Betroffene als letzte Überlebensmöglichkeit den Notausgang wählen; Die Dissoziation – den Ausstieg aus ihrem Körper. Da aber Körper und Seele miteinander verwoben sind, macht dies das Weiterleben sehr schwierig:

Alessia (16)

„Ich war ihm körperlich unterlegen. Meine Kräfte reichten nicht aus, um mich wehren zu können. Ich wusste, dass ich mich nicht mehr retten konnte und egal was ich tat um fliehen zu können, scheiterte und feuerte ihn nur noch mehr an, mir weh zu tun, mich zu demütigen. Irgendwann waren der Schmerz und die Ausweglosigkeit so groß, dass meine Schreie verstummten. Um mich herum wurde es plötzlich still und ich nahm alles nur noch verschwommen wahr. Und in diesem Moment der Stille zerbrach mein Körper geräuschlos in tausend Stücke. Ich weiß nicht wo ich damals hingegangen war, wo ich jetzt bin, da ich diese Worte schreibe. Ich sehe meinen Körper, aber ich spüre ihn nicht mehr. Ich bin da und irgendwie doch nicht. Das ist nicht mehr mein Körper. Er ist nur noch Hülle und ich eine Erinnerung. Ich war einmal. Jetzt bin ich nicht mehr. Der Hunger und die damit verbundenen Schmerzen lassen mich spüren, dass ich noch lebe. Wenn ich einst keinen Hunger mehr habe und nichts mehr spüre, wird mein Körper verschwunden sein und ich mit ihm."

An dieser Stelle möchte erwähnt sein, dass 30-60% aller an Magersucht erkrankten Mädchen sexuell missbraucht wurden. Von Fremden, nahestehenden Personen, Familienmitgliedern oder Verwandten, Nachbarn, Lehrer oder anderen aus Angst und Scham nicht genannten Personen.[116]

Wege der Bewältigung

In dem Spannungsfeld und der Dynamik zwischen der Ebene des Erlebens und Wahrnehmens auf der einen Seite und dem kompensatorischen Handeln auf der anderen Seite entwickeln sich Symptome. (Vgl. den Abschnitt Traumatisches Erleben)

116 Hall, R.C.W.; Till, L.; Beresford, Th.P.; u. a. (1989): Sexual Abuse in Patients with Anorexia Nervosa and Bulimia. Psychosomatics 30: 73-79. ■ Plassmann, R. (2010). Essstörungen als psychisches Trauma. Vortrag am Institut für Psychoanalyse Tübingen: (03.02.2010).

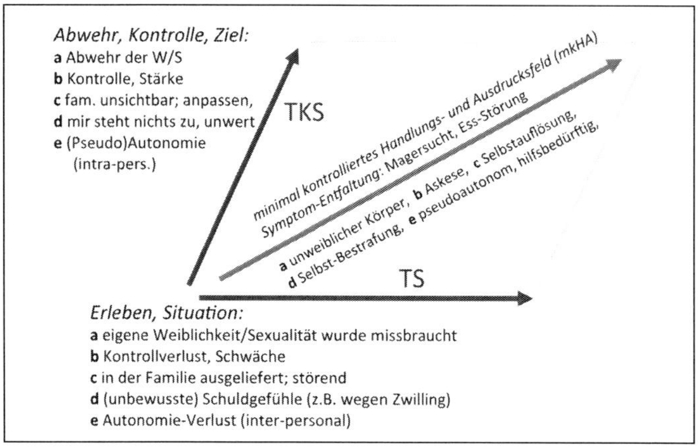

Die Betroffenen versuchen, verletzende oder traumatische Erfahrungen, mit denen sie sich alleine gelassen oder ungesehen fühlten und die sie typischerweise nicht verbalisieren können, zu kompensieren. Eine spezielle Form der Kompensation liegt im Nahrungskontrollverhalten und im Versuch, den inneren Leidensdruck mit Nahrungsverweigerung zu bewältigen.

Da sie vielen anderen Belastungsfaktoren hilflos ausgeliefert sind und diese nicht beeinflussen oder kontrollieren können, sind sie in ihren Handlungsfähigkeiten eingeschränkt. Ein noch offener Kontrollvorgang, welchen den existentiellen Charakter der Problematik ausdrücken kann, liegt als sogenanntes minimalkontrollierbares Handlungs- und Ausdrucksverhalten im eigenen Körper und – der Essverweigerung.

Um den kommenden Abschnitt besser verstehen zu können, werden hier drei wichtige Kraftfelder und Verhaltensebenen kurz zusammengefasst erklärt. Die Anorexie kann innerhalb eines Spannungsfeldes und der Dynamik dieser Ebenen entstehen:

Die Erlebnisebene

Sie ist die Ebene der sensorischen Wahrnehmung. In diesen Bereich ordnen wir alle Empfindungen von seelischen und emotionalen Verletzungen ein. Innerhalb dieser Ebene fühlen wir uns durch die Überwältigung starker Emotionen handlungsunfähig. Hilflosigkeit, ausgeliefert sein und Ohnmachtsgefühle breiten sich aus.

Die kompensatorische Handlungsebene der Abwehr

Was können Betroffene tun, wenn sie das, was sie tun wollten, nicht konnten?

Diese Ebene beschreibt die letzten Handlungsoptionen, die Menschen im traumatischen Erleben noch ausführen können. Im Dienste eines vitalen Überlebens braucht es eine gelingende Kompensation, welche ihnen in der Ausweglosigkeit Stabilität verleihen kann.

Im Falle der Magersucht ist dies oft das existentielle Streben, eine belastende Situation über das Essverhalten kontrollieren oder bewältigen zu können. Die Kontrolle darüber bietet Betroffenen eine Möglichkeit, der emotionalen Ohnmacht, der Handlungsunfähigkeit zu begegnen.

Das minimal kontrollierbare Handlungs- und Ausdrucksverhalten

Zwischen der belastenden Erlebnisebene, welche unter allen Umständen vermieden werden möchte, und dem Wille nach Bewältigung und Kompensation, das Unkontrollierbare zu kontrollieren, bleibt als Ausweg nur ein Kompromiss:

In der Ebene des Erlebens möchten die Betroffenen nicht mehr bleiben, doch reichen ihre vorhandenen Handlungsmöglichkeiten nicht aus, um etwas Grundlegendes zu verändern. In solchen Situationen möchten wir alle davonlaufen oder kämpfen! Doch für Jugendliche ist weder das eine noch das andere realisierbar. Weglaufen – wohin denn? Kämpfen ja – aber gegen wen? Gegen die Familie und Freunde, die einem eigentlich nähren sollten? Nur schon das Lesen dieser Zeilen verdeutlicht die Ausweglosigkeit der Situation.

Darin liegt der Kompromiss: In der Situation zu bleiben ist nicht aushaltbar, weil der damit verbundene Schmerz zu groß ist. Kämpfen und weglaufen geht nicht. Als letzte Konsequenz bleibt nur noch der Ausweg sich von seinem Körper zu entfernen, um das damit erlebte Leiden abzuspalten. Der Körper in seiner jeweiligen Umwelt ist dabei selbstentfremdet und selbstentzweit.[117]

Die Erlebnis- und kompensatorische Handlungsebene klaffen vor diesem Hintergrund auseinander.

Betroffene greifen folglich zu einer letzten realistischen Überlebensstrategie: Wenn alles aus den Fugen gerät und der Boden unter den Füßen zu verschwinden droht, wäre es doch gut zu wissen, dass man wenigstens noch etwas kontrollieren und mitentscheiden könnte, oder? Und diese nur minimal kontrollierbare Verhaltensweise liegt im Umgang mit dem eigenen Körper und der Essensverweigerung - Die Anorexia Nervosa ist geboren!

Die Verbindung zu sich selbst im sicheren Ort des beseelten Körpers, des Leibes, ist so verloren gegangen. Die Psychodynamik ist gezeichnet durch den Versuch, im Kampf gegen und mit dem Körper verletzende Erfahrungen und die daran gekoppelten Gefühle auszublenden. Die Abspaltung vom Gefühlten, Bedürftigen und Freudigen leitet den zunehmenden Verlust der eigenen Identität und Gewichtigkeit ein. Auch der Versuch zu kontrollieren was noch kontrollierbar ist, endet in einer Sackgasse. In ihr entschwinden die Bindung und die Beziehung zu sich selbst ebenso wie zu allen anderen.

Die Grenzen zwischen seelischem Konflikt und traumatischer Belastung sind vielfältig und fließend. Oft ist es auch gar nicht nötig, dies genauer zu bestimmen. Grundsätzlich wichtig ist vielmehr, die Dynamik und das Ursachenfeld hinter der Symptomatik zu verstehen.

117Mosetter, K. / Mosetter, R. (2006). Der Körper in seiner Umwelt – eine dialektische Einheit. ZPPM 3. 59-71.

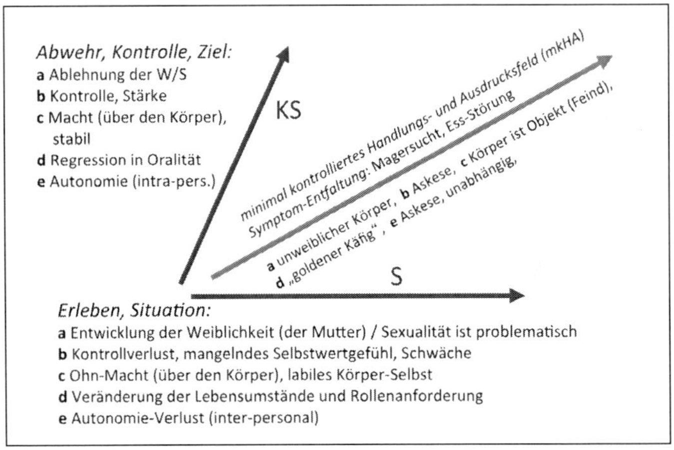

Die von der Magersucht betroffenen Jugendlichen verlieren somit den nährenden Boden gleich zwei Mal: Zuerst im familiären oder sozialen Bindungs- und Beziehungsrahmen. Da fühlten sie sich zu wenig gesehen, wahrgenommen und unterstützt.

Dann glauben sie, in der körperlichen Abspaltung und der Essvermeidung, in der sie wenigstens etwas kontrollieren können, eine Lösung gefunden zu haben. Sie glauben, sich damit ein Stück weit Wichtigkeit und Autonomie zu verschaffen.

Doch leider gleitet den Betroffenen im Verlauf der Krankheit und den sich immer tiefer grabenden Abspaltungen auch die Kontrolle über die Magersucht aus den Händen. Sie verlieren die Kontrolle über etwas, das sich immer mehr verselbständigt hat. Mit dem Verlust dieser letztmöglichen minimalen Handlungsmöglichkeit verlieren sie das Gerüst, das sie innerlich hat überleben lassen und somit den letzten nährenden Boden und ihre Identität.

Wissenschaftlich auf den Punkt gebracht

Zusammenfassend: Die Dissoziation als Form und Ausdruck der Abwehr gründet in frühbelastenden Stressoren; vor allem in Störungen und Desorganisationen des Bindungsverhaltens. Dissoziative Abwehrformen bilden sich im Kleinkindalter auf dem Hintergrund gestörter Interaktionsprozesse mit einer im Bezug auf ungelöste Verlust- und Traumaerfahrungen desorganisierten Fürsorgeperson. Es resultiert eine inkoherente Vielfalt, eine fragmentierte Multiplizität von Repräsentationen des Selbst und der Anderen: Der Ausgangspunkt für ein breites Spektrum von Entwicklungsstörungen und psychopathologischen Langzeitfolgen, wie Essstörungen.[118]

Über diese Lösungsstrategie als Ausdruck der minimal kontrollierbaren Handlungsoption können Wut, Hass- und Ohnmachtgefühle, welche sich in ihrem Ursprung gegen eine wichtige Beziehungsperson richten, gestaltet und

118 Scheidt, C.E. / Waller, N. (2006). Bindungsdesorganisation und narrative Kohärenz. Psychische Verarbeitungsformen von Trauma und Verlust aus der Sicht der Bindungsforschung. ZPPM Zeitschr. f. Psychotraumatologie u. Psychologische Medizin 3. S. 53-65. S. 53

ausgelebt werden. In elterlicher Obhut und Abhängigkeit etwa, die gebraucht *und zugleich* als bedrohlich erlebt wird, entwickelt sich ein elementarer Konflikt. Weil in diesem unausweichlichem Zusammensein schwierige Gefühle wie Hass, Wut und Zorn keinen Platz haben dürfen, müssen sie unterdrückt und wo anders ausgelebt oder abgespalten werden. Aber wo sollen sie hin? Wer möchte diese unerwünschten Gefühle sehen und auffangen?

Der Körper wird zur Zielscheibe

In diesem ganzen Erleben, das unaushaltbar geworden ist, spalten sich die Betroffenen von ihrem Körper ab und verlieren den Bezug zu ihm; Die Selbstwahrnehmung, das Gefühl für ihren Körper und seine Bedürfnisse. Er wird ihnen fremd – zu einem Fremdkörper. Sie fühlen sich nicht mehr mit ihm verbunden, weil er für sie kein sicheres Zuhause mehr ist. Sie können ihn mit nichts mehr nähren, weil er nicht mehr zu ihnen gehört, nicht mehr von ihnen bewohnt wird. Er wird zu einem Objekt, zu einer Zielscheibe, auf den sie nun all ihren Hass, Zorn und die Wut richten können.

Die fremden, bedrohlichen Einflüsse von der Außenwelt werden unter diesen Umständen auf ein verzerrtes Körper-Ich, also den abgespaltenen Körper, verschoben und in Stellvertretung für diese existentiell bekämpft. Die bedürftigen Patientinnen treten dabei nur mit ihrem magersüchtigen Hilfspersönlichkeitsanteil auf. Von außen macht dies folglich den Anschein, dass die Betroffenen nicht essen wollen – Tatsache ist aber, dass sie es nicht können! Ihre wirkliche Persönlichkeit, also ihr wahres Selbst, bleibt ihnen und Anderen verschlossen.

Kontrolle muss sein

Jetzt wird offensichtlich, warum vorgeschriebene Ernährungspläne oder Zwangsernährungsprogramme ins Leere stoßen: Wer von der Anorexie betroffen ist, braucht als Kompensation für den inneren, nicht mehr aushaltbaren Leidensdruck die zwanghafte Kontrolle über das Essen. Sie ist das einzige, was Betroffenen eine gewisse Stabilität gibt und sie vor einem Absturz ins Bodenlose rettet. Nimmt man ihnen diesen letzten Überlebensmechanismus, der sie über Wasser gehalten hat, weg, nimmt man ihnen den Rettungsring weg. Der Untergang ist vorprogrammiert!

Wer eine wie auch immer geartete Sucht oder auch nur starke Gewohnheit überwinden möchte, braucht auch Kontrolle. Nur mit Disziplin und einem Essverhalten, das kontrolliert ist, können alte Gewohnheiten überwunden werden und neue entstehen. Das braucht Zeit, eine lange Übergangszeit. In der Therapie für ein Aufgeben der Kontrolle zu plädieren, ist daher nicht nur unrealistisch, sondern auch falsch. (Baer u.a. 2007, a.a.O., S. 47)

<u>Das Essen in der Biografie</u>

Für viele Menschen mit Essstörungen ist das Essen ein vertrautes Feld des Kampfes, auf das sie sich später begeben, wenn eigenes Erleben unaushaltbar wird. (ebd., S. 19)

Ellen (18)

„Ich würde gerne essen. Aber das Essen will verdient sein, eine Belohnung. Wenn ich als Kind etwas gut hingekriegt habe, bekam ich am Wochenende manchmal ein Eis. So verlange ich von mir, dass ich immer alles richtig machen muss. Perfekt. Das bedeutet im Alltag, dass ich bei der Arbeit alles wissen und besser machen muss, als alle anderen. Das kriege ich trotz großen Bemühungen nie hin und deshalb habe ich das Essen auch nicht verdient."

Die Sicht eines Kinder -und Jungendpsychoanalytikers

„Die zwanghaften Essrituale in Magersuchtfamilien sind bekannt. Sie weisen auf eine familiäre, wahrscheinlich von klein auf bestehende Unfähigkeit, insbesondere der Mutter hin, oralen Genuss mit ihren Kindern zu teilen. Diese Störung hat wahrscheinlich im Säuglingsalter eingesetzt und ist zum Kern der traumatischen Erfahrung geworden. Statt gemeinsamer Freude dominiert Kontrolle."[119]

Ellen

„Sonderlich viel Nähe habe ich nicht bekommen. Aber meine Mutter hat uns immer gesagt, wieviel Zeit sie mit Kochen und der Essenszubereitung investiere, damit wir nachher etwas wirklich Feines zu essen hätten. Vorspeise, Hauptgang und immer eine Nachspeise. Meistens Kuchen."

Wenn Essen, in welcher Form auch immer, Ausdruck sozialer Beziehung ist, wenn Essverhalten Ausdruck seelischer Zustände geworden ist, sind die Grundlagen für eine Essstörung gelegt (Baer u.a. 2007, a.a.O., S. 20)

Auffällig häufig sind die magersüchtigen Patientinnen sehr hübsch – wirken aber nicht richtig lebendig, sondern eingefroren, in sich selbst gefangen. Auf den Punkt gebracht beschreibt eine 12-Jährige: „Ich weiß, dass ich stark bin und dass ich kämpfen kann. Ich fühle meine Kraft aber nur wenn ich magersüchtig bin. Wenn ich „ich selbst" bin, bin ich nichts." Typischerweise verlieren Magersüchtige ihr ohnehin schon vor dem Ausbruch der Erkrankung meist geringes Selbstwertgefühl im Laufe der Zeit immer mehr. Es stellt sich die Frage, was man denn noch verdient, wenn man sich selbst keinen Wert mehr zuschreibt? Was steht einem dann noch zu?

Lea (17)

„Es gibt vieles was mich freudig stimmen würde. Tolle Musik, ein neues T-Shirt. Kino oder einfach mal wieder auf dem Klavier spielen. Ich wünsche mir vieles, aber gleichzeitig verbiete ich es mir auch. All das habe ich nicht verdient. Ich darf es nicht. Ich darf nichts. Warum weiß ich auch nicht mehr."

Von außen gesehen ist es ganz schwierig zu verstehen, warum so manch gut gemeintes Angebot sofort abgelehnt wird. Man kann fast den Eindruck bekommen, dass die Betroffenen am liebsten gar nichts anderes möchten –

119 Plassmann, R. (2010). Essstörungen als psychisches Trauma. Vortrag am Institut für Psychoanalyse Tübingen: (03.02.2010). S. 7.

außer dem „nichts wollen". Die von Lea niedergeschriebenen Gedanken verdeutlichen, dass es aber gar nicht darum geht, etwas nicht zu wollen, sondern es nicht zu dürfen. Es nicht zu verdienen. Das ist sehr traurig und schlimm zugleich.

Diese Haltung des verlorenen Selbstwertverlustes, macht es Eltern, Angehörigen und Freunden sehr schwierig und vor allem auch der betroffenen Person. Hilflosigkeit breitet sich aus.

Zusammenfassend kann man sagen:

Die Dynamik liegt darin, dass das wahre Selbst und der Körper nicht fühlbar sind und nicht fühlbar werden dürfen. Nachdem verletzte Anteile des Selbsterlebens abgespaltet sind und ein anderer Teil im Dienste des vitalen Überlebens über ein Essverhalten Kontrolle behalten muss, bleibt im minimal kontrollierbaren Handlungs- und Ausdrucksverhalten nur noch ein Teil der wirklichen Persönlichkeit übrig, der den Alltag bewältigen muss. Diesen überbleibenden und oft bizarr verzerrten Anteil der Person bezeichnet man in Fachkreisen „Hilfspersönlichkeit". Sie ist das Einzige zu dem betroffene Menschen Kontakt erlauben. Die Vorstellung, diesen Anteil der Persönlichkeit therapeutisch zu maßregeln und hier auf Vernunft zu hoffen, mutet verrückt an. Die bescheidenen therapeutischen Erfolge verlangen dringend nach tieferen ätiologischen und psychodynamischen Therapieverfahren mit Traumakenntnissen.

Das Problem ist nicht, dass betroffene Kinder und Jugendliche nicht essen wollen – sie können nicht! Der Körper ist nicht ihr eigener Körper sondern er ist entfremdet – dissoziiert.

Wege aus der Krankheit

Peter Levine, Somatic Experiencing:

Die Konzeption des Traumaexperten P. Levine passt ebenfalls in dieses Bild. „Wenn Jugendliche während der Adoleszenz regelmäßig dissoziieren, kann dies Identitäts- und Persönlichkeitsstörung zur Folge haben. Weil Jugendliche in dieser Lebensphase besonders verletzlich sind, schließen ihre Symptome auch ein verzerrtes Ich-Bewusstsein mit ein, das mit Angst, Scham und Schuld befrachtet ist."[120]

<u>Auch zu empfehlen</u>

Über die Kraft äußerer und innerer Ressourcen ermöglichen Somatic Experiencing (ebd.), Körperarbeit, leiborientierte Tanz-, Musik- oder Kunsttherapie, Spieltherapie und neuromuskuläre Traumatherapie in Begleitung verlässlicher Bezugspersonen Lösungen zur Selbstregulation und Heilung.[121]

---

120 Levine, Peter A. / Kline, Maggie (2005). Verwundete Kinderseelen heilen. München: Kösel. S. 92.

121 Johnson, Don Hanlon (2012). Klassiker der Körperwahrnehmung. Erfahrungen und Methoden des Embodiment. Deutschsprachige Ausgabe hrsg. V. Thea Rytz. Bern: Huber.

Die kreative Leibtherapie tritt innerhalb der therapeutischen Beziehung über die leibliche Körperbildarbeit systematisch und fokussierend in Dialog. Über die Prozesse der Wiederaneignung des Körpererlebens kann ein tieferes Verständnis und das Erkennen der ver-rückten Verhältnisse des ewigen Kampfes gegen den Körper erwachen. Gefühle der Leere und Verletzungen von Grundbedürfnissen des Herzens münden häufig in Misstrauen, Rückzug, Ohnmacht und Wehrlosigkeit. Die Gefühle des Nicht-wirksam-Seins und die Tabus, in vitalen Bedürfnissen lebendig zu sein, werden oft durch Kampfversuche gegen den Körper zu kompensieren versucht. Abgespaltene Lebendigkeit und ungelebtes Leben kann über leibtherapeutische Prozesse in seinen biographischen Entstehungsbindungen erfahren werden. Im schrittweisen Erkennen können Spuren beschritten werden, die Gegenwart zu finden und Abgespaltenes wieder in das Ganzsein des Körpers zu integrieren. (Vgl. Baer u.a. 2007, a.a.O.)

Myoreflextherapie

Die Perspektive der Myoreflextherapie in Bezug auf Essstörungen berücksichtigt die Gesetzmäßigkeiten der Psychodynamik, der Psychotraumatologie und innerhalb dieser Eckpfeiler auch die subjektive Anatomie. Letzteres beschreibt die Gefühle und individuellen Empfindungen, welche im Körper lebendig werden, ihn ausmachen und prägen.

„Der „Körper-in-seiner-Umwelt" ist ein ökologisch-dialektischer Begriff. Er stellt die Auseinandersetzung und Vermittlung dar zwischen der Objektivität des Körpers und der Subjektivität des Eigenleibes. So können pathogenetische und traumatische Entwicklungen im Sinne einer Abspaltung dieser beiden Momente der Körperlichkeit verstanden werden. Dem entspricht eine körperliche Selbst-Entzweiung und Selbst-Entfremdung.

Sehr viele Schmerzsymptome und Essstörungen bringen Bereiche des Körpers als nicht-integrierte Differenz und Fremdheit zur Erfahrung. Fehlregulationsschmerzen bringen Bereiche des Eigenkörpers als Fremdkörper zur Empfindung.

Die Beachtung allein der objektiven Anatomie muss häufig fehlschlagen. Die lebendige Anatomie der Muskulatur in Funktion verlangt vielmehr nach einer dialektisch-semiotischen Behandlung. Im Rahmen der dialektisch neuromuskulären Traumatherapie (Myoreflextherapie) kann der traumatische Prozess von einer passiven Wiederholung in eine aktive, selbstreflexive Wiederholung und damit Selbstheilung übergehen."[122]

Der beseelte Körper, der Leib, ist in seine Umwelt eingebettet und mit dieser sowohl sensorisch wie motorisch verwoben. Traumatisierungen führen zum Auseinanderdriften des sensorischen und motorischen Erlebens. Diese Nicht-Passung und in der Dynamik aufgespannten Widerstände generieren den Selbstverlust des Eigenkörpers. Das Eigene erscheint als Fremdes und Äußeres – und ist mit den Erfahrungen seiner selbst abgespalten. Die so entkoppelten inneren Emotionen wurden ebenfalls fremd – und wüten in diesem fremden Körper.

122 Mosetter, K. / Mosetter, R. (2006). Der Körper in seiner Umwelt – eine dialektische Einheit. ZPPM 3. 59-71. S. 67.

Myoreflextherapie stärkt

Die Regulation und Überwindung dieser Entgleisungen und Entkoppelungen lässt sich über psychodynamische Arbeit mit dem Körper stimulieren. Alle körperlichen und psychischen Spannungsfelder sind über Zugangswege des Muskelsystems gut berührbar. Über das Berühren und Stimulieren wichtiger Muskelknotenpunkte lässt sich das vegetative Nervensystem beruhigen. Das unbewusst, autonome Nervensystem, die Muskelregion der oberen Halswirbelsäule, das Zwerchfell, der Rippenbogen, die Kaumuskeln und der Portraitmuskel helfen, den Körper wieder normaler zu erleben. Darüber hinaus werden auch die Stressmuster des Gehirnes harmonisiert. Im Besonderen werden sogenannte Hirnnerven, welche bei der Magersucht aus dem Takt geraten, so stimuliert, dass sie ihre natürliche Arbeit wieder aufnehmen können.

„Körperlich kann dies mittels gezielter palpatorischer Stimulation und Übersteuerung der Muskelsensorik geschehen. In der Myoreflextherapie bzw. neuromuskulären Traumatherapie erhält der Klient in einem kommunikativen, dialogischen Therapieprozess durch den Anderen eine Spürhilfe und Selbstwahrnehmungshilfe (Reflexion). Mit dieser Begegnung und Selbstbegegnung wird ihm die Möglichkeit eröffnet, das vermeintlich Fremde als das eigene Fremde zu vernehmen und in ein offenes Selbstgespräch zu überführen. Das Selbstgespräch und die Selbstregulierung können so reflektiert werden und sich verändern. Dadurch kann die körperliche Abspaltung und Selbstentfremdung verändert und regeneriert werden". (ebd., S. 73)

„Der palpierende Finger des Therapeuten gibt eine Spür- und Wahrnehmungshilfe und zeigt (reflektiert) dem Organismus einen körperlichen Eigen-Zustand. Dadurch wird ein bisher abgespaltenes und gleichsam weg-geschontes Problem wieder als solches spürbar und in einem therapeutischen Rahmen schmerzhaft aktuell. Dem Klienten wird klar, dass der Therapie-Schmerz ihm nicht von außen zugefügt wird, sondern sein eigener Schmerz ist. Ein Schmerz, der in seinem Körper gleichsam wieder aufgespürt, in seiner Entwicklung rekonstruiert und so aufgewickelt wird.

Beim Therapeuten als dem Anderen kann der Patient sich selbst und seinen Schmerz-Signalen auch als seinen eigenen begegnen. Im Rahmen einer therapeutischen Arbeitsbeziehung tritt das Fremde nun nicht mehr als das drastisch Fremde, sondern auch als das eigene auf." (ebd., S. 77)

In der Entwicklung der dialogischen Behandlung können komplexe, schwer durchschaubare Verwicklungen über- und aufgearbeitet werden und sich verändern. Mit dem schrittweisen wieder Zusammenkommen des sensorischen Wahrnehmungs- und motorischen Handlungsverhalten regulieren sich Orientierungs-, Ausrichtungs- und Hirnwindungsverhalten. Im Hin zu sich selbst kann das ureigene Selbst wie selbstverständlich im nun wieder sicheren Leib wiedererkannt und gefunden werden.

Zusammenfassung

Die Anorexia Nervosa ist ein sehr komplexes Krankheitsbild und wer sich ganzheitlich mit ihrem Wirken auseinandersetzt und ihre Tragweite erkennt, der versteht, dass nur ein interdisziplinäres Miteinander zu einem Erfolg führen kann. Die Hilfestellungen der Kinderärzte, Kliniken und auch der Kinder- und Jugendpsychiater sollten daher ergänzt werden mit leibtherapeutischen Ansätzen, Tanz-, Kunst- und Musiktherapie, Imaginationsverfahren sowie der neuromuskulären reflexiven Myoreflextherapie, welche mit regulativen, psychotraumatologischen und psychodynamischen Konzepten weiterhelfen können. Grundlegend ist, dass jegliche Art von therapeutischer Begleitung durch gespürte Empathie geprägt sein sollte.

Verschiedene Therapien und medizinische Ansätze müssen einander ergänzen und unterstützen, damit Betroffene sich gesehen, begleitet und verstanden fühlen und in diesem Wissen sich selbst und somit auch das Leben, mit allem was dazu gehört, wieder bejahen können. Freunde und positiv akzentuierte nahe Beziehungspersonen sollten aufgeklärt, gestützt und in mögliche Heilungswege integriert werden. Familiäre Verstrickungen, Verlustängste, Trennungsängste und chronische Konflikthaftigkeit in der Familie stellen wichtige Themen dar. Häufiger Streit und Uneinigkeit zwischen den Eltern, schwere Konflikte mit einem Elternteil oder mit einem Geschwister, Trennungsproblematik im Familienverband oder neurotische Störungen eines Elternteils erhöhen das Risiko der Erkrankung. Schon seit den 1980er Jahren ist bekannt, dass die ganze Familie in effektive Behandlungskonzepte mit einbezogen werden sollte.[123]

Seit 1991 beweist die Datenlage, dass teilstationäre und ambulante Behandlungen genauso effektiv sind wie viel längere Hospitalisationen.[124]

<u>Neue Wege</u>

In England zeigen Hausbesuche der Klinik im häuslichen und familiären Umfeld der Betroffenen wesentlich bessere Ergebnisse als wochen- und monatelange Spitalaufenthalte von Menschen, die von der Anorexie betroffen sind.

Pionierprojekte der EOS Fachklinik in Münster, unter Leitung des fachlich sehr breit gefächerten Chefarztes Markus Pavelzek, leisten mit der Integration des leiborientierten, neuromuskulären Regulationsansatzpunktes „Myoreflextherapie“ sehr viel versprechende Verbesserungen für anorektische Patienten.

<u>Gesellschaftliche und biografische Hintergründe</u>

In der Verbindung mit inneren Widerständen gegen das Erwachsenwerden, gegen die körperlichen Veränderungen in der Pubertät, vergesellschaftet mit Konfliktkonstellationen Gleichaltriger und dem Trend in dem Gesellschaftsbild der modernen Welt bezüglich der Selbstbewertung nicht als „zu dick“ zu

---

123 Dare, C. / Eisler, I. / Russell, G. / Treasure, J. / Dodge, L. (2001). Psychological therapies for adults with anorexia nervosa: randomised controlled trial of out-patient treatments. Br J Psychiatry. 178. 216-21.

124 Crisp, A. H., Norton, K., Gowers, S., et al. (1991). A controlled study of the effect of therapies aimed at adolescent and family psychopathology in anorexia nervosa. British Journal of Psychiatry. 159

gelten, können Entwicklungskonflikte zu anorektischem Verhalten führen. (Bei allen noch so schwierigen Ausgangslagen gilt jedoch: Essgestörte haben kein Essen-, Gewichts- oder Schönheitsproblem, sondern ein Identitätsproblem, das sie mit Hilfe ihres Körpers zu lösen versuchen.)

Weiterhin kann traumatisches Erleben oder Empfinden, sich ausgeliefert, hilflos und ohnmächtig zu fühlen sowie sich handlungsunfähig zu erleben ebenfalls in die Dynamik einer Magersucht auslösen.

Polyätiologie: Ein Belastungsfeld führt meistens noch nicht zu einem Erkrankungsbild der Anorexie. Die Summation der Stressoren und die individuelle Vulnerabilität in Beziehungskonflikten können direkt oder im Rahmen eines kompensatorischen Bewältigungsversuchs zur Anorexie führen.

Elena

Im September 1995 stellt sich Elena in Begleitung ihrer Eltern in unserer Praxis für Myoreflextherapie mit der Problematik einer schweren Magersucht vor. Mit dem Segen eines pädiatrischen Chefarztes, der positive Erfahrungen mit anderen Anorexie-Patientinnen und den Konzepten der Myoreflextherapie gemacht hat, darf Elena neben ihrem stationären Klinikaufenthalt in einer Fachklinik mit den klassischen Leitlinienbehandlungen, flankierend die neuromuskuläre Regulationstherapie in Anspruch nehmen. Nach bisher zwei nicht erfolgreichen Fach- Klinikaufenthalten über 17 Monate sieht ihre Prognose nicht sonderlich gut aus. Mit einem Therapie-Neubeginn unter Einbeziehung der Eltern und der älteren Schwester eröffnen sich erweiterte Perspektiven. Innerhalb nur weniger Behandlungen verbessert sich die eingefrorene Körperhaltung von Elena. Der dysregulierte, hypertone Muskeltonus weicht auf, die Kopfdrehung und Kopfwendung verbessert sich von ursprünglich weniger als 5 Grad Rotation auf 90 Grad. Im Laufe der Behandlungen beginnt Elena zu erzählen:

„Ich habe mir enorme Sorgen um meine ältere Schwester gemacht. Um einen speziellen Typen zu bekommen, wollte sie ihre Brüste vergrößern und Fett an den Oberschenkeln absaugen lassen. Heimlich hatte sie schon Termine bei einem Schönheitschirurgen in Lindau vereinbart – und hätte diese Operationen sogar selbst bezahlen wollen. Als meine Eltern über Umwege davon erfuhren, brach bei uns Zuhause ein richtiger Krieg aus. Bei jeder Begegnung eskalierte der Streit von neuem. Danach weinten entweder meine Schwester oder meine Mutter oder beide zusammen. Mein Vater brüllte uns jeweils alle an und verzog sich dann in sein Büro. Es war grässlich! Meine Schwester hielt das alles fast nicht mehr aus und wäre deshalb beinahe ausgezogen. Mama hat sogar davon geredet, sie eigenhändig aus dem Haus zu werfen!

Ich habe mein Bestes versucht, um den Streit zwischen ihr und meinen Eltern zu schlichten. Ich habe meine Eltern so gut verstanden - fühlte mich aber auch dazu verpflichtet, meiner Schwester zu helfen. Ich fühlte mich ohnmächtig, wie gefesselt. Und gerade als diese Geschichte einigermaßen ausgestanden war, ging der Stress bei mir in der Schule los: Da gab es ein Junge, den wir alle toll fanden. Er hat einmal gesagt, dass er auf schlanke Frauen steht. Das hat uns Mädchen den Ansporn gegeben, abzunehmen, obwohl wir alle eine sportliche Figur hatten. Es entstand eine richtige Rivalität und jede wollte weniger Gewicht auf die Waage legen als die andere. Ich war diszipliniert und konnte meine Hungergefühle so gut im Zaun halten, dass ich in kurzer Zeit rasant abgenommen habe. Meine Mitstreiterinnen waren neidisch auf mich und meine Figur, das spürte ich. Das spornte mich weiter an. Ich war besser als sie und das machte mich stark! Ich wurde richtig besessen von der Waage und merkte gar nicht mehr, dass ich mich in diesem Wahnsinn verloren hatte. Aber nicht nur mir ging es so. Ich und fünf andere Mädchen von der Schule waren schließlich so weit unten mit dem Gewicht und auch psychisch, dass wir alle in der Klinik landeten. Für meine Eltern war das ein Alptraum."

Sechs Wochen nach dem Beginn der Kombinationstherapie werden die Therapien im ambulanten Setting fortgesetzt.

„Langsam komme ich wieder zu mir. Ich fühle mich gesehen. In mir war es ganz dunkel – ich wollte so sehr in das Leben zurück, aber ich konnte nicht! Nun glaube ich, dass ich wieder ich werden kann."

Innerhalb eines weiteren Therapiezeitfensters von fünf Monaten konnte Elena auf mehreren Ebenen seelisch und körperlich gesund werden. Im Schulalltag entwickelte sie sich zur Klassenbesten und verwirklichte später ihren Traum Medizin zu studieren. Heute ist sie mit Leib und Seele Ärztin.

Anhang

Der Autor

Dr. med. Kurt Mosetter

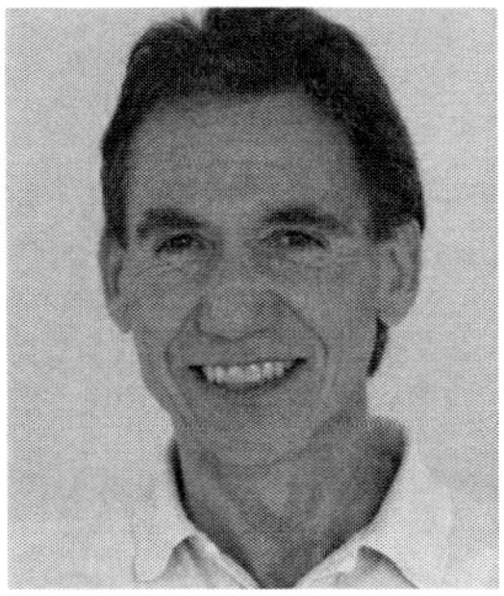

Begründer der Myoreflextherapie (mit einem Ausbildungs-Curriculum). Er ist Leiter des ZiT – Zentrum für interdisziplinäre Therapien in Konstanz.

Seit 2010 ist Kurt Mosetter mit der Mitbetreuung der Spieler des HSV Handball beauftragt. Auf Initiative des US-Nationaltrainers Jürgen Klinsmann kümmert er sich seit 2011 als Mannschaftsarzt um die Gesundheit und die Fitness der Spieler der amerikanischen Fußball-Nationalmannschaft.

Kurt Mosetter pflegt enge Kooperationen u. a. mit dem Institut für Psychotraumatologie, ehem. Prof. Dr. Gottfried Fischer (Uni Köln) und dem Institut für Muskel- und Knochenforschung, Prof. Dr. Dieter Felsenberg (Charité – Uni Berlin).

„Im Bereich der medizinischen Versorgung scheint das Spektrum der Möglichkeiten vielfältig und umfassend. Große hochschulmedizinische Fortschritte in der Akutversorgung und neue Erkenntnisse in biochemischen und genetischen Details gehören zum Gewinn einer modernen Medizin. Auf der anderen Seite gehen die Faktoren Zeit, Beratung, körperliche Untersuchung, konservative und manuelle Behandlung, emotionale Betreuung und der Blick auf ganzheitliche Hintergründe immer mehr verloren.

Im Besonderen in der Betreuung von Babys und Kindern und ihrem Familien-System sollten die Faktoren Zeit, Anamnese, ätiologischer Zusammenhang und Ursachenforschung, Empathie, Bindungsverhalten und systemische Beratung grundsätzlich ihren gebührenden Raum einnehmen."

Das ZiT - Zentrum für interdisziplinäre Therapien

In einer alten Villa an der Oberen Laube in der Konstanzer Altstadt befindet sich das *ZiT – Zentrum für interdisziplinäre Therapien.* Dieses Haus ist zugleich das Mutterhaus der Myoreflextherapie – einer kausalen, neuromuskulären Schmerztherapie.

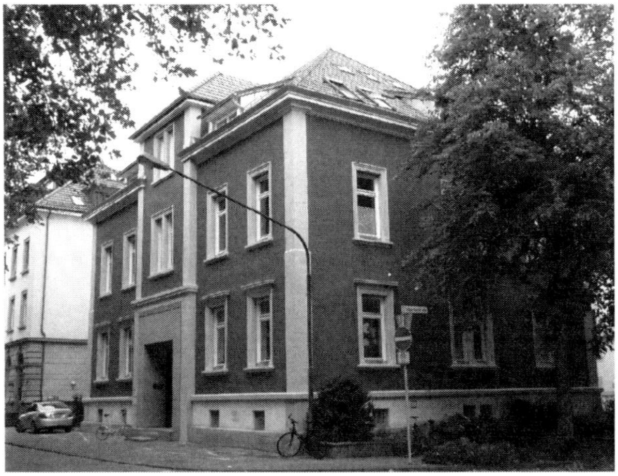

Unter der therapeutischen/medizinischen Leitung von Dr. Kurt Mosetter arbeiten hier Ärzte, Heilpraktiker und Physiotherapeuten Hand in Hand. Weitere ZiT Praxen befinden sich in Gutach, Herrenberg und Köln.

Eine Liste aller zertifizierten Myoreflextherapie-Praxen findet sich unter www.myoreflextherapie.de

Im Mittelpunkt der therapeutischen Arbeit stehen die *Myoreflextherapie / neuromuskuläre Schmerz- und Traumatherapie*: Viele Schmerzen und Bewegungseinschränkungen haben ihre Wurzeln in einem Ungleichgewicht der körperlichen Bewegungsgeometrie. Auf der biomechanischen Ebene ist Schmerz ein sinnvolles Warnsignal des Körpers. Durch gezielte manuelle Stimulation an der Muskulatur können diese Schmerzen effizient und nachhaltig behandelt werden.

Die Myoreflextherapie und die KiD-Übungen (Kraft in der Dehnung) verbinden wissenschaftliche Erkenntnisse aus Fachgebieten der Hochschulmedizin mit bewährten Erfahrungen aus der manuellen Medizin. Mit der Erweiterung des Blickwinkels durch Kenntnisse der Physik und Biokinematik entstand ein effizientes und doch sehr sanftes Behandlungs- und Trainingskonzept. Bei einer Vielzahl von Schmerzzuständen im Zusammenspiel von Nerv-Muskel-Gelenk- und Knochen-Struktur hat es sich deutlich bewährt.

Akupunkturpunkte und „Muskelmeridiane“ lassen sich über funktionelle Gesetzmäßigkeiten der Bewegung und die individuelle Entstehungsgeschichte der Beschwerden zielgerichtet ableiten. So wird eine nachhaltige Schmerzreduktion auch in schweren Fällen möglich.

Bei dieser körperlichen Behandlungsmethode wird deutlich, wie eng die Dynamik des Körperlichen und die Dynamik des Psychischen miteinander verwoben sind. Eine psychotraumatische Schädigung des Selbstsystems und auch eine therapeutische Veränderung und Reorganisation können ohne den neuromuskulären, leiblichen Flügel nur unzureichend verstanden und angegangen werden. Hierfür wurde die Neuromuskuläre Traumatherapie (NMTT) bzw. die Traumakomplementär Therapie (TKT) entwickelt: Sowohl Unfälle und Schicksalsschläge als auch dauerhafte Gewalt können zu einer therapiepflichtigen posttraumatischen Belastungsstörung (PTBS) führen. Je nach Ausprägung kann diese über mehrere Jahre anhalten. Im Verlauf eines psychotraumatischen Prozesses können typischerweise Symptome wie Depressionen, Ängste, Schlaf- und Konzentrationsstörungen, Rückenschmerzen, Schwindel, Tinnitus, Bandscheibenvorfälle oder Fibromyalgie auftreten. Auch Nervosität, Reizbarkeit und ein Überreagieren bei Stress zeigen sich häufig. Grundlegende psychosomatische Beschwerden sowie Veränderungen der Persönlichkeit können die Folge sein.

Schwere seelische Belastungen und traumatische Erlebnisse werden als neuromuskuläre Erinnerungsspur in unser Körperschema eingebettet. Bei Kindern können sie die individuelle Entwicklung empfindlich stören. Während sich ihr Aktivationsmuster unserem bewussten Zugang entzieht, kann uns die körperliche Dynamik buchstäblich „auf Schritt und Tritt" verfolgen. Sie schwelt gleichsam im seelisch-körperlichen Untergrund und ist doch nicht sprachlich zugänglich.

In der Myoreflextherapie werden die betroffenen muskulären Bereiche mittels gezielter manueller Druckpunktbehandlung angesprochen. Schonhaltungen, Verspannungen und innerer Stress werden so auf einer nichtsprachlichen, körperlichen Ebene reflektiert und damit der Psychotherapie zugänglich gemacht.

Für welche Erkrankungen ist die Myoreflextherapie besonders geeignet?

Erkrankungen des *gesamten Bereichs „Bewegungsapparat"* mit Faszien, Muskeln, Sehnen, Gelenken, Bändern:
• Lumboischialgie
• Bandscheibenvorfall
• Arthrose
• Kniefunktionsstörungen
• Schulter-Arm-Syndrom
• Fibromyalgie
• Schleudertrauma
• funktionelle Gelenkblockaden
• Skoliose
• chronische Schmerzen

funktionelle Organstörungen
• funktioneller Bluthochdruck
• funktionelle Herzrhythmusstörungen
• funktionelle Atembeschwerden (Asthma)

über die Verbindung der Kopfgelenke mit Auge, Ohr und Kiefer
• Migräne / Kopfschmerz / Schwindel
• Sehstörungen
• Tinnitus
• Kiefergelenkstörungen

Verhaltensauffälligkeiten und Entwicklungsverzögerungen bei Kindern
• ADS/ADHS bei Kindern und Erwachsenen
• Autismus Spektrum Störungen
• Entwicklungsverzögerungen
• muskuloskelettale Beschwerden
• neuromuskuläre Erkrankungen
• Stoffwechselerkrankungen

Psychotraumatische Belastungen
• Angst mit Verspannungszuständen nach Unfall, Überfall, Gewalt
• Chronische emotionale Belastung
• Panikattacken
• Burnout
• Stoffwechselstörungen

Neurologische und stoffwechselbedingte Störungen und Alterskrankheiten
• Multiple Sklerose
• Morbus Parkinson
• Gedächtnisstörungen (MCI) / Morbus Alzheimer
• Trauma- / PTBS-Folgestörungen

Schulungen und Ausbildungen

Unter der Gesamtleitung von Dr. Kurt Mosetter bietet das Ausbildungsinstitut *Vesalius* eine berufsbegleitende Myoreflextherapie-Ausbildung an. Die Ausbildung erfolgt in Form von Wochenendseminaren; dabei sind 26 Kurstage über 1,5 Jahre verteilt.

Das Lehrangebot ist geteilt in theoretischen und praktischen Unterricht. Es umfasst schwerpunktmäßig die Fachbereiche Anatomie des Muskelsystems und funktionelle Zusammenhänge des aktiven Bewegungsapparates, den wichtigen Bereich der Muskel- und Neurophysiologie, der die grundlegenden Mechanismen der Myoreflextherapie erklärt. Psychologische und psychotraumatologische Zusammenhänge der Myoreflextherapiebehandlung werden thematisiert bei Patienten mit Traumaerlebnissen, stressbedingten gesundheitlichen Problemen und lange bestehenden Schmerzschonhaltungen etc..

www.myoreflex.de/info/seite/uebersichtsseite-ausbildung.html

Bücher und Literatur

Mosetter, Kurt & Mosetter, Reiner (2001, 2006). **Myoreflextherapie Band 1**: Einführung in Muskelfunktion und Schmerz. (2. Auflage). Konstanz: Vesalius.

Mosetter, Kurt & Mosetter, Reiner (2003). **Kraft in der Dehnung**. Ein Praxisbuch bei Stress, Dauerbelastung und Trauma. Düsseldorf: Patmos.

Mosetter, Kurt & Mosetter, Reiner (2008). **Schmerzen heilen mit der KiD-Methode**. Düsseldorf: Patmos.

Mosetter, Kurt & Mosetter, Reiner (2010). **Myoreflextherapie Band 2**: Regulation für Körper, Gehirn und Erleben. Konstanz: Vesalius.

Mosetter, Kurt / Mosetter, Reiner / Fasser, Wolfgang (2011). **Hören im Gleichgewicht**. Neue Horizonte bei Tinnitus und Beeinträchtigungen des Ohrs. Mit Hör-CD, Naturton-Aufnahmen von W. Tilgner. Konstanz: Vesalius.

Haffelder, Günter (2012). **Frühkindliche Traumatisierungen**: EEG-spectral-analytische Diagnostik von geburtlichen Traumatisierungen. Konstanz: Vesalius.

Mosetter, Kurt / Pape, Detlef / Cavelius, Anna (2012). **Die vier Kräfte der Selbstheilung**. München: Gräfe/Unzer.

Mosetter, Kurt / Cavelius, Anna / Kittler, Martina / Schmedes, Christa (2013). **Gesund essen. Kindgerechte Ernährung bei AD(H)S**. München: Gräfe/Unzer.

Mosetter, Kurt / Simon, WolfgangA. / Probost, Thorsten / Cavelius, Anna (2013). **Zucker - Der heimliche Killer**. München: Gräfe/Unzer.

Kontakt und weitere Informationen

ZiT – Zentrum für interdisziplinäre Therapien
Tel: +49-7531-915501; Fax: +49-7531-915067
Obere Laube 44; D-78462 Konstanz
info@myoreflex.de
www.myoreflextherapie.de
www.myoreflex.de/info/seite/kinder.html
www.neuromyologie.de

Bestelladressen

Die Firma FALCENTO führt D-Galactose und andere Spezialzucker sowie Nahrungsergänzungen in hoher Qualität.

falcento GmbH
Telefon: +49 7531 991276
Telefax: +49 7531 991275
E-Mail: info@falcento.de
www.falcento-shop.de

Werner Mosetter Stiftung

Die Werner Mosetter Stiftung engagiert für das Gemeinwohl im Bereich der Medizin und der Gesundheitsfürsorge. Über 25 Jahre medizinische Erfahrung, praktische Tätigkeit und lebendiger wissenschaftlicher Austausch haben Dr. med. Kurt Mosetter und Reiner Mosetter im Jahre 2010 veranlasst, die Werner Mosetter Stiftung zu gründen.

WERNER
MOSETTER
STIFTUNG

Sehr viele Krankheiten von Kindern und von älteren Menschen sind nicht unumgänglich oder gar genetisch vorprogrammiert. Ein ursächlicher Blick auf Verhaltensauffälligkeiten und Entwicklungsverzögerungen von Kindern zeigt effiziente Regulationsfähigkeiten, die den Kindern helfen, Entwicklungsschritte nachzuholen.

Die Logik der Therapie muss mindestens genauso gut sein wie die Logik des Problems. Die Werner Mosetter Stiftung will einen „Lebensbogen“ spannen. Wege und Ziele sind hier funktionale, entwicklungsorientierte, dynamische Denk- und Arbeitsweisen (im Gegensatz zu nur strukturellen, fixierenden). Es geht um Prävention und um Re-Generation (statt nur um De-Generation); um Eigenaktivität und Autonomie der Betroffenen; um Patienten als Agenten ihrer Gesundheit.

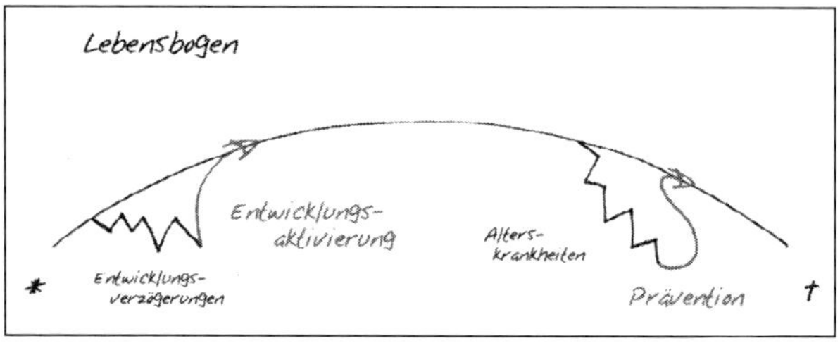

Die Werner Mosetter Stiftung arbeitet gemäß ihrer Satzung sowohl operativ, als auch fördernd. Sie investiert ihr Budget zum einen in Projekte, die sie selbst konzipiert, initiiert und auch in der Umsetzung begleitet. Zum anderen fördert sie Projekte und Initiativen, die ihrer Satzung entsprechen und die sie für sinnvoll und seriös erachtet. Insbesondere auch Hilfsprojekte im In- und Ausland.

Helfen Sie mit:

Spendenkonto:
Werner-Mosetter-Stiftung
Konto: 502 0092 000 * Bank für Sozialwirtschaft, BLZ: 700 205 00
IBAN: DE35 7002 0500 5020 0920 00 * BIC: BFSWDE33MUE